高等职业院校技能型人才培养创新教材　｜　总主编　杜天信　郭茂华

健康评估
实训及学习指导

主　编　牛继平　赵　琼

副主编　张瑞霞　李丽丽　刘瑾春

编　者（以姓氏笔画为序）

　　　　牛继平　刘　慧　刘瑾春　李丽丽　杨世珍

　　　　何昱铮　张瑞霞　罗　丹　赵　琼

U0350354

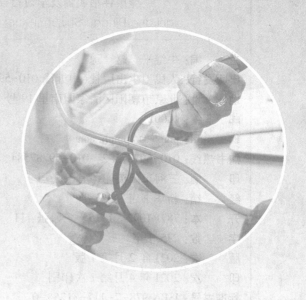

人民卫生出版社
·北京·

图书在版编目（CIP）数据

健康评估实训及学习指导/牛继平，赵琼主编. —
北京：人民卫生出版社，2021.2
　　ISBN 978-7-117-31253-0

　　Ⅰ.①健⋯　Ⅱ.①牛⋯②赵⋯　Ⅲ.①健康-评估-
高等职业教育-教学参考资料　Ⅳ.①R471

　　中国版本图书馆 CIP 数据核字（2021）第 027672 号

人卫智网	www.ipmph.com	医学教育、学术、考试、健康， 购书智慧智能综合服务平台
人卫官网	www.pmph.com	人卫官方资讯发布平台

健康评估实训及学习指导
Jiankang Pinggu Shixun ji Xuexi Zhidao

主　　编：牛继平　赵　琼
出版发行：人民卫生出版社（中继线 010-59780011）
地　　址：北京市朝阳区潘家园南里 19 号
邮　　编：100021
E - mail：pmph @ pmph.com
购书热线：010-59787592　010-59787584　010-65264830
印　　刷：三河市国英印务有限公司
经　　销：新华书店
开　　本：787×1092　1/16　　印张：11
字　　数：275 千字
版　　次：2021 年 2 月第 1 版
印　　次：2021 年 4 月第 1 次印刷
标准书号：ISBN 978-7-117-31253-0
定　　价：29.00 元
打击盗版举报电话：010-59787491　E-mail：WQ @ pmph.com
质量问题联系电话：010-59787234　E-mail：zhiliang @ pmph.com

前　言

为了更加切合护理职业教育宗旨和人才培养目标，实现"教学做考"一体化，本书以规划教材《健康评估》为基准，以职业技能培养为根本，实用为主，强化实践，融入考核，贴近岗位，着重提高学生基本技能和临床思维能力，以满足教学需要和岗位需求，为学生更好地进行临床实习和工作打下基础。

本书共19个实训项目。所有实训项目条理清楚，采用图文对照方式，图片典型清晰，文字切实准确。设置强化练习，有利于加强学生知识和技能的掌握。附录为实训报告，由学生完成，包括实训目的、实训用物、实训步骤、实训结果与分析、思考与练习，旨在巩固实践技能、强化基本知识，培养学生思考问题、分析问题、解决问题的能力。

本书的编写结合高职学生的认知特点，突出临床护理工作中健康评估的特点和重点；实训操作流程阐述详实，图文并茂，直观易懂；设导入情景，切合临床，注重学生健康评估能力的提高。

本书由内科护理学教研室教师共同编写而成，凝集了编写团队全体人员多年的教学实践和临床护理工作经验，感谢各位编者的付出，感谢河南护理职业学院各级领导的指导和支持！

由于编写时间仓促，编者水平有限，教材中可能会有一些不妥或遗漏之处，恳请广大教师和学生批评指正。

牛继平　赵琼

2021 年 1 月

目 录

实训一

健康史评估

学习目标

1. 掌握：健康史评估的内容。
2. 熟悉：健康史评估的方法与技巧。
3. 了解：健康史评估的重要性。
4. 学会对被评估者进行有效的沟通和交流，并采集到准确的健康史。
5. 具有尊重病人、爱护病人的意识；具备良好的职业素养和伦理道德行为。

〉导入情景

病人，女，62岁。多饮、多食、多尿、体重下降半年余，加重伴乏力1周入院。请思考：
1. 作为一名护士应如何对病人进行健康史评估？
2. 对该病人进行健康史评估的注意事项有哪些？

【思维导图】（图1-1）

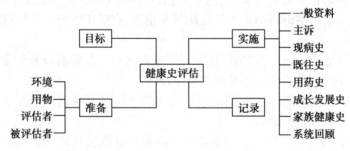

图1-1　健康史评估思维导图

【实训准备】

1. 环境准备
（1）清洁、安静。
（2）光线充足，室温适宜。
（3）准备布帘或屏风，关好门窗。
2. 用物准备
（1）病历基本资料（年龄、性别、家庭基本情况、主要症状等）。
（2）入院评估表、笔。
（3）标准健康史评估的音像资料。
3. 评估者准备
（1）健康评估内容准备，必要时列出问诊提纲。

（2）根据病人情况,预测可能出现的问题及需采取的相应措施。

（3）根据病人情况,选择合适时间和方式问诊。

4. 被评估者准备

（1）评估前调整心情,消除紧张情绪。

（2）取舒适体位。

【实训内容】

1. 健康史评估的内容。

2. 健康史评估的方法及注意事项。

【实训流程】

任务一　教师运用多媒体视频展示标准健康史评估的教学片,学生观摩。

任务二　教师与被评估者示教健康史评估内容和方法。

健康史评估内容主要包括一般资料、主诉、现病史、既往史、用药史、成长发展史、家族健康史、系统回顾等。健康史评估的主要方法是问诊。

（一）一般资料

一般资料包括病人姓名、性别、年龄、民族、婚姻、出生地、文化程度、宗教信仰、工作单位、职业、家庭地址、电话号码、入院日期及记录日期等。

（二）主诉

主诉为病人感受到的最主要的痛苦、最明显的症状或体征和持续时间,也是就诊或住院的最主要原因。主诉记录应简明扼要、高度概括;用语应规范,尽可能使用病人自己的语言而不是诊断用语。通过主诉可初步了解疾病所在系统,有助于判断主要护理问题。

（三）现病史

现病史是健康史的主体部分,指围绕主诉详细询问病人自发病以来健康问题的发生、发展及诊疗护理的全过程。主要内容及询问顺序如下:

1. 起病情况与患病时间　起病情况包括起病的急缓以及在何种情况下发生,患病时间是指从起病到就诊或入院的时间。

2. 主要症状的发生和发展　按照症状发生的先后详细描述症状的部位、性质、程度、发作频率、持续时间、严重程度、有无缓解或加重因素,有无伴随症状等。

3. 病因与诱因　主要指与本次发病有关的外伤、中毒、感染等病因,或气候变化、环境改变、情绪、起居饮食失调等诱因。

4. 伴随症状　指与主要症状同时或随后出现的其他症状,是护理诊断和制订护理措施所要考虑的因素。

5. 诊疗和护理经过　包括疾病发生后,病人曾进行过的检查及结果,曾接受的诊疗与护理措施及其效果。

6. 健康问题对其影响　包括健康问题对被评估者生理、心理及社会各方面带来的影响,对自身健康状况的反应和评价。

（四）既往史

既往史包括病人既往的健康状况,存在的健康问题,求医的经验及对自身健康的态度。记录顺序一般按年月的先后排列。主要内容包括:

1. 一般健康状况,有无慢性疾病如高血压、糖尿病、肝脏疾病等,是病人对自己既往状况的评价。

2. 急慢性传染病史。

3. 预防接种史,包括预防接种时间及类型。

4. 有无外伤、手术史。

5. 有无过敏史,包括食物、药物、环境中已知的过敏物质等。

（五）用药史

用药史是指曾用过的药物及其有无反应。特殊药物如激素、抗结核药物、抗生素等应记明其用法、剂量和时间;询问当前用药情况,包括药物名称、剂型、用法、效果及不良反应等。对于过去用药史,主要询问药物过敏史、药物疗效及副作用,同时了解被评估者的自我照顾能力。

（六）成长发展史

不同年龄阶段有着不同的成长发展任务,个体的成长发展史亦是反映其健康状况的重要指标之一。

1. 生长发育史　根据病人所处的生长发育阶段,判断其生长发育是否正常。对儿童来说,主要询问家长,了解儿童出生时的情况及生长发育的情况。

2. 月经史　包括月经初潮的年龄、月经周期和经期天数,经血的量和颜色,经期症状,有无痛经与白带,末次月经日期,闭经日期,绝经日期,绝经年龄。

3. 婚姻史　包括婚姻状况、结婚年龄、配偶健康状况、性生活情况、夫妻关系等,如丧偶,应询问死亡年龄、原因和时间。

4. 生育史　对已婚女性,应询问生育情况,包括妊娠与生育次数,有无人工或自然流产,有无早产、手术产或死胎、围生期感染、计划生育情况等。对男性病人应询问是否患过影响生育的疾病。

5. 个人史　包括出生地、居住地区和居留时间(尤其是疫源地和地方病流行区)、受教育程度、经济生活和业余爱好等;工种、劳动环境、对工业毒物的接触情况及时间等职业及工作条件情况;起居与卫生情况,饮食的规律与质量。烟酒嗜好的时间与摄入量以及其他的异嗜物和麻醉药品、毒品等习惯与嗜好,有无不洁性生活史,是否患过性病等。

（七）家族健康史

家族健康史应询问父母、兄弟、姐妹及子女目前身体健康情况及曾患疾病情况,特别要询问是否患有与病人类似的疾病,有无遗传有关的疾病。对已死亡的直系亲属,还要询问死亡的原因和年龄。

知识链接

常用的问诊技巧

问诊最基本的原则是尊重和爱护问诊对象,在此基础上,根据实际情况灵活运用相应的技巧。常用的问诊技巧包括:做好解释和说明、循序渐进、采取适宜的提问形式、避免使用医学术语、对问诊对象采取接受和尊重态度、恰当地使用非语言沟通技巧、采取不同的方式及时核实所收集的资料、结束时应有所提示等。

（八）系统回顾

系统回顾是通过回顾病人有无各系统或与各功能性健康型态相关的症状及其特点,全面系统地评估以往发生的健康问题及其与本次健康问题的关系。

1. 身体、心理、社会模式的系统回顾

（1）身体方面：包括一般健康状况,头颅及其器官,呼吸系统,心血管系统,消化系统,泌尿生殖系统,内分泌系统与代谢、造血系统,肌肉与骨关节系统,神经系统与精神状态。

（2）心理方面：包括感知能力、认知能力、情绪状态、自我概念、对疾病和健康的理解与反应、应激反应及应对方式等。

（3）社会方面：包括价值观与信仰、受教育情况、生活与居住环境、职业及工作环境、家庭、社交状况及经济负担。

2. 功能性健康型态模式的系统回顾　功能性健康型态模式涉及人类健康和生命过程的 11 个方面(表 1-1)。

表 1-1　功能性健康评估问诊提纲

功能性健康型态	问诊提纲
健康感知与健康管理	对您来说,什么是健康? 您平时采取哪些措施来维持健康? 是否有吸烟、饮酒、毒品嗜好? 如果是,每天量是多少? 成年女性:能否进行乳房自检? 频率如何? 平时您是否服从医护人员的健康指导? 您是否知道所患疾病原因? 出现症状时,您采取哪些措施? 结果如何?
营养与代谢	近期有无体重增加或减少? 增加或减少多少? 食欲如何? 有无特殊的饮食需求或限制? 进餐时咀嚼、吞咽有困难吗? 有无口腔黏膜损伤? 哪些原因导致?
排泄	每天排尿、排便几次? 量、颜色、性状如何? 引起异常排尿、排便的原因有哪些? 排尿、排便异常情况后您服用哪些药物?
活动与运动	请您描述下一般情况下一天的活动情况 您能否独立完成进食、饮水、如厕等日常生活活动,水平如何? 是否进行常规锻炼? 如果是,运动类型、频率、持续时间及强度如何? 如果不是,是什么原因? 是否患有心血管疾病、呼吸系统疾病或骨、关节和肌肉、神经系统疾病? 是否服用降压药、地高辛等药物?
睡眠与休息	您每天睡眠总时数大约是多少? 晚上是否入睡困难? 白天是否感到疲乏、嗜睡、精神不佳、记忆力下降? 您认为哪些因素影响睡眠? 是否服用药物帮助入睡? 如果是,服用哪些药物?
认知与感知	您近来视力、听力、味觉、嗅觉有无变化及其对生活有何影响? 视觉、听觉是否借助工具? 有无疼痛? 部位、性质、持续时间、加重或缓解的因素是什么? 您平时学习方式有哪些? 学习中是否遇到困难?
自我感知与自我概念	您觉得您是怎样的一个人? 如何描述您自己? 目前有哪些事情让您感到焦虑、恐惧、绝望?
角色与关系	您从事什么职业? 家庭、工作情况如何? 您觉得自己所承担的角色数量和责任是否合适? 家庭成员对您入院的看法如何?

续表

功能性健康型态	问诊提纲
性与生殖	如何看待性与自己的性别角色？ 是否有性生活？是否满意？不满意原因是什么？ 女性病人的月经史、生育史如何？
应激与应对	目前感到有压力或紧张焦虑的事情有哪些？ 通常采取什么方式缓解紧张或压力？
价值与信念	您有宗教信仰吗？如果有，它对您来说有多重要？ 您的文化中哪些健康活动对您来说很重要？

（1）健康感知与健康管理型态：主要包括个体对自身健康状况的认识和感受，以及维护自身健康所采取的健康照顾行为和计划。

（2）营养与代谢型态：包括营养状态、体液平衡、组织完整性和体温调节4个方面。

（3）排泄型态：包括个体自觉的排泄功能状态，排泄时间、方式、量和质的改变或异常，以及泻药或排泄辅助器具的使用情况（各种引流装置等）。

（4）活动与运动型态：包括日常生活活动、休闲娱乐、锻炼方式及与之相关的活动能力、活动耐力和日常生活自理能力。

（5）睡眠与休息型态：包括个体对睡眠与休息的质与量的感知，如睡眠与休息是否充分、白天精力是否充沛以及促进睡眠的辅助手段和药物的使用情况。

（6）认知与感知型态：包括感知能力（视觉、听觉、味觉、嗅觉、触觉和痛觉等）与认知能力（思维能力、语言能力、定向力与意识状态等）。

（7）自我感知与自我概念型态：对自己个性特征、社会角色和身份特征的认知与评价。

（8）角色与关系型态：在生活中的角色及其与他人的关系性质等。

（9）性与生殖型态：包括性别认同、性角色行为、性功能和生育能力。

（10）应激与应对型态：包括对压力的感知与处理。

（11）价值与信念型态：包括价值观、健康信念、人生观和宗教信仰等。

任务三 学生按6~8人一组，教师指导学生认真阅读健康史评估的病例资料，由一位学生扮演被评估者，一位学生扮演评估者，按照问诊顺序和内容要求进行健康史评估，其他学生记录。

任务四 教师巡回指导，发现错误及时纠正。

任务五 学生将采集获得的资料进行分析、归纳、整理。

任务六 教师抽查学生掌握情况并进行矫正、点评，进一步强化技能的掌握。

任务七 教师进行总结与反馈。

任务八 学生完成实训报告书写。

【实训注意事项】

1. 环境应保持安静，评估者要衣帽整洁，语言行为规范，举止得体，能尊重理解病人，有耐心。

2. 按照健康史评估的内容逐项询问，避免缺项或漏项。

3. 问诊时语言要通俗易懂，避免使用具有特定意义的医学术语，避免套问、逼问和提示性询问。

4. 询问可从被评估者感受最明显、容易回答的简单问题开始,待其对环境熟悉或心情平静后,再问一些需要经过思考才能回答的问题。

5. 注意保护性医疗制度,避免刺激性表情和语言。

【强化练习】

1. 采集健康史最重要的手段是

A. 问诊   B. 身体评估   C. 实验室检查

D. 心电图检查   E. 影像学检查

2. 关于主诉的描述,错误的是

A. 病人最主要、最痛苦的感受   B. 病人最明显的症状或体征

C. 医护人员对病人的诊断用语   D. 病人本次就诊的意愿

E. 评估病人的阳性结果

3. 现病史不包括

A. 主要症状特征   B. 病因与诱因   C. 伴随症状

D. 系统回顾   E. 起病情况与患病时间

4. 既往史的主要内容不包括

A. 一般健康状况   B. 传染病史   C. 预防接种史

D. 过敏史   E. 婚姻状况

5. 询问月经史不包括

A. 初潮年龄   B. 月经周期与经期

C. 月经量、色,有无痛经及白带情况   D. 妊娠次、产次数及人工流产史

E. 末次月经、闭经或绝经日期

【考核标准】(表1-2)

表1-2　健康史评估考核标准

项目/分		具体内容及要求	满分	得分	备注
评估前准备 (5)		着装整齐、仪表端庄、洗手	1		
		环境合适,物品齐备	1		
		向被评估者说明评估的目的及要求,取得配合	2		
		嘱被评估者心情放松,舒适体位	1		
评估过程 (80)	一般资料	姓名、性别、年龄、职业、民族、婚姻、籍贯、出生地、住址、电话号码、工作单位	5		
	主诉	主要症状	3		
		发病时间	2		
	现病史	起病情况与患病时间	5		
		主要症状的发生和发展	5		
		病因与诱因	5		
		伴随症状	5		
		诊疗和护理经过	5		
		健康问题的影响	5		

续表

项目/分		具体内容及要求		满分	得分	备注
评估过程 （80）	既往史	一般健康状况		5		
		急慢性传染病史		5		
		预防接种史		5		
		有无外伤、手术史		5		
		有无过敏史		5		
	用药史	当前用药情况、药物过敏史		5		
	成长发展史	生长发育史		1		
		月经史		1		
		婚姻史		1		
		生育史		1		
		个人史		1		
	家族健康史	有无类似病人、有无遗传病史		5		
问诊技巧 （10）	提问有条理性			2		
	无诱导性提问和连续性提问			2		
	不用医学名词或术语提问			2		
	注意聆听，不轻易打断病人讲话			2		
	问诊结束，谢谢病人合作			2		
整体评价 （5）	评估方法正确、熟练，能作出初步判断			3		
	态度认真，有责任感，体现人文关怀			2		
共计				100		

（刘　慧）

实训二

一般状态评估

学习目标

1. 掌握：一般状态的评估内容和方法。
2. 熟悉：一般状态评估内容异常表现特点及临床意义。
3. 了解：一般状态评估的注意事项。
4. 学会熟练规范地进行一般状态评估，并能准确描述评估所见。
5. 具有准确地判断一般状态评估结果的能力，为提出护理诊断提供依据，在评估中注意护患沟通，培养爱伤观念。

〉导入情景

病人,男,62 岁。因"胸部间断性疼痛半年"来院就医,以"肺癌晚期"收治入院,责任护士已经通过问诊详细了解其健康史,现对其进行体格检查。请思考:

1. 该病人可能的营养状态是什么?如何进行评估?
2. 该病人可能的面容是什么?为什么会出现这样的面容?

【思维导图】(图 2-1)

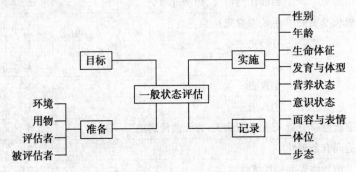

图 2-1 一般状态评估思维导图

【实训准备】

1. 环境准备
(1) 清洁、安静。
(2) 光线充足,室温适宜。
(3) 准备布帘或屏风,关好门窗。

2. 用物准备
(1) 体温计、血压计、体重计、软尺、手电筒、棉签、手表、一般状态评估的影像资料。
(2) 评估记录单、笔。
(3) 免洗手消毒剂。

3. 评估者准备
(1) 确认被评估者信息。
(2) 衣帽整齐,举止端庄,态度和蔼,洗手并消毒双手。

4. 被评估者准备
(1) 评估前禁止剧烈活动、吸烟和饮用咖啡。
(2) 取舒适体位。

【实训内容】

一般状态评估,包括性别、年龄、生命体征、发育与体型、营养、意识状态、面容与表情、体位、步态等。

【实训流程】

任务一 学生观看一般状态评估的多媒体教学影像资料。

任务二 教师示教一般状态评估内容和方法。

一般状态评估是对病人全身状况的概括性观察。评估方法以视诊为主,有时需要配合触诊。

（一）性别

性别以性征来区别。健康成人性征明显,性别不难判断。某些疾病可引起性征发生改变,有些疾病的发生与性别也有一定的关系。因此评估中应注意某些疾病发病率与性别的关系。

（二）年龄

随着年龄的增长,机体出现生长发育、成熟、衰老等一系列改变,年龄与疾病的发生及预后有密切关系。年龄一般通过问诊得知,特殊情况下,如昏迷、死亡或故意隐瞒年龄时,可通过观察皮肤的弹性与光泽、肌肉状态、毛发的颜色和分布等进行粗略判断。

（三）生命体征

生命体征是评价生命活动存在与否及其质量的指标,包括体温、脉搏、呼吸、血压,为身体评估必须评估的项目。

1. 体温 用体温计测量体温,常见的方法有腋测法:正常值为36~37℃;口测法:正常值为36.3~37.2℃;肛测法:正常值为36.5~37.7℃。一般正常人的体温在24h内波动幅度一般不超过1℃。生理情况下,早晨体温最低,下午略高;运动或进食后体温略高;老年人体温略低;幼儿比成人略高;月经前期或妊娠期妇女体温略高。体温高于正常称为发热,见于感染、创伤、恶性肿瘤、脑血管意外及各种体腔内出血等。体温低于正常称为体温过低,见于休克、严重营养不良、甲状腺功能低下及过久暴露于低温环境下。

知识链接

体温测量误差分析

口测法测量前喝过热水或冷水;腋测法上臂未将体温计夹紧,未擦干汗液,未移去附近的冰袋、热水袋等影响局部温度的物品或以冷、热毛巾擦拭腋部;测温前未将体温计汞柱甩到35℃以下。

2. 脉搏 通常选择两侧桡动脉触诊(图2-2),也可选择颞动脉、颈动脉、肱动脉、股动脉等。评估者以示指、中指和环指指腹平放于被评估者动脉搏动处,压力大小以清楚触到脉搏为宜,一般检查内容有脉搏的频率、节律、强弱,计数1min。正常人一般为60~100次/min,节律规整,强弱中等。病理情况下可出现脉搏的频率、节律、强弱、紧张度的变化。常见异常的脉搏有水冲脉、迟脉、重搏脉、交替脉、奇脉和无脉。

3. 呼吸 静息状态下观察胸壁或腹壁的起伏,一吸一呼为一次,测1min计数。被评估

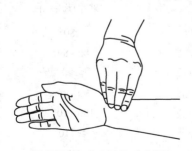

图2-2 桡动脉触诊示意图

者病情危重、呼吸微弱时,可用棉花纤维置于被评估者鼻孔前,观察棉花纤维吹动次数,测1min计数。正常成人静息状态下,呼吸节律规整,深浅适度,频率为16~20次/min,呼吸与脉搏之比为1:4。新生儿呼吸频率较快,约44次/min,随年龄增长而逐渐减慢。儿童和成年男性以腹式呼吸为主,女性则以胸式呼吸为主。常见的呼吸频率和深度变化见图2-3,病理情况下可出现呼吸节律的变化,见图2-4。

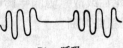

正常

呼吸浅快

呼吸过缓

呼吸深快

图 2-3　常见的呼吸频率和深度变化

Biots 呼吸

Cheyne-Stokes呼吸

Kussmaul呼吸

图 2-4　常见的异常呼吸节律变化

4. 血压　一般采用间接测量法,即袖带加压法测量血压(图 2-5)。常用的血压计有汞柱式、弹簧式和电子血压计,以汞柱式血压计最为常用。测量血压时,被评估者在安静环境下休息 5~10min,取坐位或仰卧位,被测上肢(通常为右上肢)裸露,外展45°,上臂与心脏同一水平。

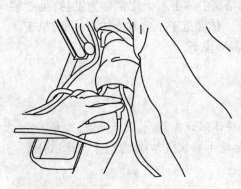

图 2-5　血压测量示意图

将袖带紧贴皮肤缠于上臂,使其下缘距肘窝上方2~3cm,气袖中部对准肱动脉。将听诊器体件放置在肱动脉搏动处,向袖带内充气,边充气边听诊,充气至肱动脉搏动消失时,再升高 20~30mmHg,缓慢放气。当听到第一次声响时,血压计上的读数即为收缩压。继续放气,声音突然变调或消失时的读数为舒张压。收缩压与舒张压之差为脉压。血压记录用收缩压/舒张压表示,单位为毫米汞柱(mmHg)或千帕(kPa)(1mmHg = 0.133kPa)。测量血压时,一般以上肢为准,连续 2~3 次,取其平均值。某些疾病尚须加测下肢血压。被评估者取俯卧位,袖带缠于大腿部,下缘距腘窝上方 3~4cm,听诊器体件放于腘窝上,其余步骤与判定方法同上。健康人的血压随年龄增长而升高,正常成人脉压为 30~40mmHg,双上肢血压差为 5~10mmHg,下肢血压比上肢血压高 20~40mmHg。18 岁以上成人血压标准及高血压分类见表2-1。

表 2-1　成人血压标准及高血压分类

类别	收缩压/mmHg		舒张压/mmHg
正常血压	<120	和	<80
正常高值	130~139	和/或	80~89
高血压	≥140	和/或	≥90
1 级高血压(轻度)	140~159	和/或	90~99
2 级高血压(中度)	160~179	和/或	100~109
3 级高血压(重度)	≥180	和/或	≥110
单纯收缩期高血压	≥140	和	<90

（四）发育与体型

1. 发育　发育正常与否通常以年龄、智力、体格成长状态（包括身高、体重及第二性征等）之间的关系进行综合评价。

发育正常者的年龄、智力与体格的成长状态均衡一致。一般判断成人发育正常的指标有：①头长为身高的 1/8~1/7。②双上肢水平展开的长度约等于身高。③胸围约为身高的1/2。④坐高等于下肢的长度，即身体上部量（头顶至耻骨联合上缘的距离）与下部量（身高减去上部量，或耻骨联合上缘至足底的距离）之比约为 1:1。

2. 体型　体型是身体各部发育的外观表现，包括骨骼、肌肉、脂肪分布的状态。成人的体型分为 3 种（表2-2）。

表 2-2　成人体型的分类及特点

体型	特　点
正力型（匀称型）	身体各个部位结构匀称适中，腹上角 90° 左右，见于大多数健康成人
超力型（矮胖型）	体格粗壮、颈粗短、面红、肩宽平、胸围大、腹上角大于 90°
无力型（瘦长型）	体高肌瘦、颈细长、肩窄下垂、胸廓扁平、腹上角小于 90°

（五）营养状态

1. 营养状态的测量

（1）测量皮脂厚度：常用的测量部位是前臂屈侧或上臂背侧下 1/3 处。嘱被评估者手臂放松下垂，以拇指与示指两指间 3cm 的距离捏起皮下脂肪，用皮脂卡测量被捏起的皮肤皱褶的厚度。标准厚度男性为 1.25cm，女性为 1.65cm。此为最简单的方法。

（2）测量体重：实际体重在标准体重±10% 范围内为正常。标准体重的计算方法为：成人男性理想体重（kg）=［身高（cm）-100］×0.9，女性理想体重（kg）=［身高（cm）-100］×0.85。

知识链接

体 重 指 数

体重指数（BMI）= 体重（kg）/［身高（m）］^{2}，是目前国际上常用的衡量人体胖瘦程度以及是否健康的一个标准。1997 年 WHO 公布，BMI 在 18.5~24.9kg/m^2 为正常，25~29.9kg/m^2 为肥胖前期，30~34.9kg/m^2 为 I 度肥胖。亚洲人的 BMI 指标要低，国际生命科学学会中国办事处的中国肥胖问题工作组提出中国人的 BMI 标准：BMI=24 为中国人超重的界限，BMI=28 为肥胖的界限。

2. 营养状态分级　营养状态可分为良好、中等、不良三个等级。良好者面色红润光泽，皮下脂肪丰满有弹性，肋间隙及锁骨上窝平坦，肌肉结实丰满。不良者皮肤干燥无华，弹性减退，皮下脂肪菲薄，肌肉松弛无力，指甲粗糙无光泽，毛发稀疏，双手向前平举时全部肋骨附着部均明显突出。中等者介于两者之间。

3. 营养状态异常　分为营养不良和营养过度。营养不良由于摄食不足或消耗过多引起，多见于长期或严重的疾病，极度消瘦者称为恶病质。营养过度主要表现为超重和肥胖。外源性肥胖为摄入热量过多所致，表现为全身脂肪分布均匀，身体各个部位无异常改变，常有一定遗传倾向。内源性肥胖主要为某些内分泌疾病所致，如库欣综合征、甲状腺功能低下等可引起具有一定特征的肥胖及其他异常表现。

（六）意识状态

意识是大脑功能活动的综合表现，即对环境的知觉状态。凡能影响大脑功能活动的疾病均可引起程度不等的意识改变，称为意识障碍。判断病人的意识状态多采用问诊，通过交谈了解病人的思维、反应、情感、计算及定向力等方面的情况。对较为严重者，还应进行痛觉试验、瞳孔对光反射等评估。意识障碍程度分为嗜睡、意识模糊、谵妄、昏睡以及昏迷。

（七）面容与表情

面容是指面部呈现的状态；表情是面部情感的表现。正常人表情自然，神态安怡。患病后因病痛困扰，常出现痛苦、忧虑或疲惫的面容与表情。通过视诊观察被评估者面容。临床上常见的异常面容有急性病容、慢性病容、贫血面容、甲亢面容、二尖瓣面容、伤寒面容、满月面容等（图2-6）。

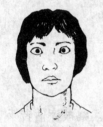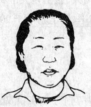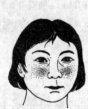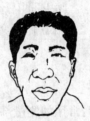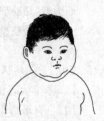

| 甲状腺功能 | 黏液水肿面容 | 二尖瓣面容 | 肢端肥大症面容 | 满月面容 |
| 亢进面容 | | | | |

图2-6　常见的异常面容

（八）体位

体位是指病人身体所处的状态。体位改变对于某些疾病的诊断具有一定意义。视诊观察被评估者，如自动体位、被动体位、强迫体位（强迫侧卧位、强迫坐位、辗转体位、角弓反张等）。常见的强迫体位特点及临床意义见表2-3。

表2-3　常见的强迫体位特点及临床意义

体位	特点	临床意义
强迫仰卧位	仰卧，双腿蜷曲，借以减轻腹部肌肉的紧张程度	急性腹膜炎等
强迫俯卧位	俯卧位可减轻脊背肌肉的紧张程度	脊柱疾病
强迫侧卧位	有胸膜疾病的病人多采用患侧卧位，可限制患侧胸廓活动、减轻疼痛	一侧胸膜炎和大量胸腔积液
强迫坐位	坐于床沿上，双下肢下垂，两手置于膝盖或扶持床边	心、肺功能不全
强迫蹲位	在活动过程中，因呼吸困难和心悸停止活动，并采用蹲踞位或胸膝位以缓解症状	先天性发绀型心脏病
强迫停立位	在行走时心前区疼痛突然发作，病人被迫立刻站住，并以右手按抚心前部位，待症状缓解后，才能继续行走	心绞痛
辗转体位	辗转反侧，坐卧不安	胆石症、胆道蛔虫等
角弓反张位	颈及脊背肌肉强直，出现头后仰，胸腹前凸，背过伸，躯干呈弓形	破伤风及小儿脑膜炎

（九）步态

步态是指病人走动时所表现的姿态,某些疾病可导致步态发生显著改变,并具有一定的特征性,有助于疾病的诊断。视诊观察被评估者的步态,常见异常步态有慌张步态、跨阈步态、剪刀步态等(图2-7,表2-4)。

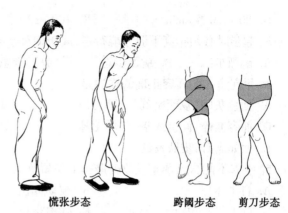

慌张步态　　　　跨阈步态　剪刀步态

图 2-7　常见的异常步态

任务三　教师示教完毕。学生 2 人一组,分组练习,互相评估。

任务四　教师巡回指导。

任务五　教师抽查学生掌握情况并进行矫正、点评,进一步强化技能的掌握。

任务六　教师进行总结与反馈。

任务七　学生记录一般状态评估结果,完成实训报告书写。

表 2-4　常见异常步态特点及临床意义

步态	特点	临床意义
蹒跚步态	走路时身体左右摇摆似鸭行	佝偻病、大骨节病、进行性肌营养不良或先天性双髋关节脱位
醉酒步态	行走时躯干重心不稳,步态紊乱不准确,如醉酒状	小脑疾病、乙醇及巴比妥中毒
共济失调步态	起步时一脚高抬,骤然垂落且双目向下注视,两脚间距很宽,以防身体倾斜,闭目时则不能保持平衡	脊髓结核
慌张步态	起步后小步急速趋行,身体前倾,有难以止步之势	帕金森病
跨阈步态	由于踝部肌腱、肌肉迟缓,患足下垂,行走时必须抬高下肢才能起步	腓总神经麻痹
剪刀步态	由于双下肢肌张力增高,尤以伸肌和内收肌肌张力增高明显,移步时下肢内收过度,两腿交叉呈剪刀状	脑性瘫痪与截瘫

【实训注意事项】

1. 保持环境安静,避免嘈杂声音的影响,同时应该有良好的自然光线。
2. 准确测量和记录相关数据。
3. 态度端正,尊重、爱护被评估者。

【强化练习】

1. 判断营养状态最简便而迅速的方法是观察

A. 毛发分布　　B. 肌肉发育　　C. 皮肤弹性　　D. 皮肤色泽　　E. 皮下脂肪

2. 正常人的脉率是

A. 20~30 次/min　　　　　B. 50~100 次/min　　　　　C. 60~100 次/min

D. 80～120 次/min   E. 100～120 次/min

3. 起步时必须抬高下肢才能行走,属于何种步态

A. 醉酒步态   B. 蹒跚步态   C. 剪刀步态   D. 慌张步态   E. 跨阈步态

4. 甲亢病人的面容正确的描述是

A. 面色灰暗、双颊暗红、口唇发绀   B. 面色潮红、表情痛苦

C. 面容憔悴、面色灰暗、双目无神   D. 面容惊愕,眼球凸出

E. 面如满月,皮肤发红

5. 病人不能自己调整或改变肢体的位置称为

A. 自主体位   B. 被动体位   C. 强迫仰卧位

D. 强迫停立位   E. 强迫坐位

【考核标准】(表2-5)

表2-5　一般状态评估考核标准

项目/分		具体内容及要求	满分	得分	备注
评估前准备 (10)		着装整齐、仪表端庄、洗手	2		
		物品齐备、放置有序	2		
		核对被评估者姓名、年龄等信息	2		
		向被评估者说明评估的目的及要求,取得配合	2		
		嘱被评估者心情放松,取舒适体位	2		
评估过程 (80)	体温测量	正确选用体温计(选择腋温计)	2		
		体温计甩至35℃以下	2		
		擦干腋窝,将体温计正规放置	2		
		测量时间符合要求	2		
		读数正确,记录正确	2		
	脉搏测量	部位正确,时间符合要求	3		
		能正确测定脉率	4		
	呼吸测量	测量方法正确	3		
		对呼吸频率、节律、深度、类型作出正确判断	4		
	血压测量	准备:休息5min以上(口述)	2		
		被评估者坐位或仰卧位,被测上肢裸露,伸开并轻度外展	2		
		肘部、心脏、血压计零点应在同一水平线(坐位时平第4肋,仰卧位时平腋中线)	2		
		血压计气袖缠于上臂,气囊中部对准肱动脉,袖带下缘距离肘窝2～3cm	3		
		触及肱动脉搏动,听诊器体件置于肱动脉搏动处	3		

续表

项目/分		具体内容及要求	满分	得分	备注
评估过程 (80)	血压测量	汞柱打开时,汞柱凸面应处于零位	2		
		边充气边听诊,肱动脉搏动消失后,汞柱再升高 30mmHg	2		
		缓慢放气,双眼观察汞柱,根据听诊和汞柱位置读出血压值	3		
		重复测量时,取 2 次检查值的平均值作为血压值	2		
	一般状态	发育:正常、异常	5		
		体型:无力型、正力型、超力型	5		
		营养:良好、中等、不良	5		
		意识状态:清楚、嗜睡、意识模糊、谵妄、昏睡、昏迷	5		
		面容表情:急性或慢性面容、其他面容	5		
		体位:自主体位、被动体位、强迫体位	5		
		步态:正常、异常	5		
评估后注意事项(4)		协助被评估者整理衣物	2		
		记录评估结果	2		
整体评价 (6)		评估方法正确、熟练,能作出初步判断	3		
		态度认真,有责任感,体现人文关怀	3		
共计			100		

(刘　慧)

实训三

皮肤和淋巴结评估

学习目标

1. 掌握:皮肤和淋巴结评估的方法和内容。
2. 熟悉:皮肤和淋巴结正常与异常评估结果的表现。
3. 了解:皮肤和淋巴结评估中异常体征的临床意义。
4. 学会对被评估者进行皮肤和淋巴结评估,并且判断是否存在异常体征。
5. 具有准确地判断评估结果的能力,在评估中养成认真、细致的工作作风,培养爱伤观念。

》导入情景

病人,男,65岁。因上腹隐痛一年,加重伴头晕、乏力3个月,黑便一周入院。疼痛与进食无关,有进行性消瘦。体格检查:消瘦,严重贫血貌;左侧锁骨上窝两个淋巴结肿大,粘连、质硬,无压痛;上腹软,明显压痛,未触及包块。请思考:

1. 病人可能出现了什么情况?
2. 左侧锁骨上窝淋巴结肿大的临床意义是什么?
3. 请列出该病人的主要护理诊断及医护合作性问题。

【思维导图】(图3-1)

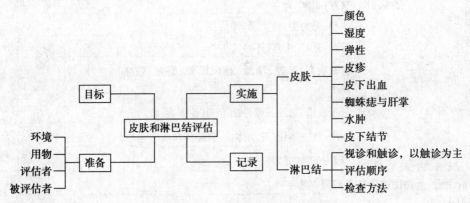

图3-1 皮肤和淋巴结评估思维导图

【实训准备】

1. 环境准备
(1) 环境清洁、安静。
(2) 光线充足,室温适宜。
(3) 准备布帘或屏风,关好门窗。

2. 用物准备
(1) 实训用模拟人(或示教学生)。
(2) 评估记录单、笔。
(3) 免洗手消毒剂。

3. 评估者准备
(1) 自我介绍,确认被评估者信息,向被评估者说明将要进行的检查,取得合作。
(2) 衣帽整齐,举止端庄,态度和蔼,剪短指甲,洗手,戴口罩。

4. 被评估者准备 体位舒适,取平卧位、坐位或直立位,正确暴露所需检查部位。

【实训内容】

1. 皮肤评估的内容和方法。
2. 淋巴结评估的内容和方法。
3. 皮肤和淋巴结评估的正常表现及异常表现的临床意义。

【实训流程】

任务一 教师运用多媒体视频展示皮肤和淋巴结评估内容及方法,学生观摩。

任务二 教师示教皮肤和淋巴结评估的内容和方法。

（一）皮肤

皮肤的评估方法主要为视诊,有时需配合触诊。皮肤评估应在自然光线下进行,评估的内容主要包括颜色、湿度、弹性、皮疹、皮下出血、水肿等。

1. 颜色 视诊评估。皮肤颜色与种族、遗传有关,可因毛细血管的分布、血液充盈度、色素量的多少及皮下脂肪厚薄的不同而有所不同。常见的皮肤颜色异常如下:

（1）苍白:皮肤黏膜苍白可见于贫血、休克、寒冷、惊恐、虚脱以及主动脉瓣关闭不全等,以面部、结膜、甲床和口腔黏膜表现最明显。仅肢端苍白,多与局部动脉痉挛或闭塞有关,见于雷诺病、血栓闭塞性脉管炎等。

（2）发红:生理情况见于运动、饮酒、情绪激动等;病理情况见于发热性疾病、一氧化碳中毒、阿托品中毒等;皮肤持久性发红可见于库欣(Cushing)综合征及真性红细胞增多症等。

（3）发绀:皮肤黏膜呈青紫色,常出现于舌、口唇、耳垂、面颊及肢端,主要因还原血红蛋白增多或异常血红蛋白症引起。见于心、肺疾病,亚硝酸盐中毒等。

（4）黄染:皮肤黏膜发黄称黄染,主要见于黄疸。早期或轻微时黄疸仅见于巩膜、硬腭后部及软腭黏膜,明显时才见于皮肤。

（5）色素沉着:生理情况下,身体外露部分、乳头、腋窝、关节、生殖器、肛门周围等处皮肤色素较深。如果这些部位的色素明显加深,或其他部位出现色素沉着,则提示为病理现象,常见于慢性肾上腺皮质功能减退、肝硬化、肝癌晚期、肢端肥大症及应用抗肿瘤药物等。

（6）色素脱失:皮肤失去原有的色素称为色素脱失。常见于白癜、白斑、白化症。

2. 湿度 视诊结合触诊评估。皮肤湿度与汗腺分泌功能、气温及湿度的变化有关。一般出汗少者皮肤较干燥,出汗多者皮肤较湿润。异常表现可有多汗、盗汗、冷汗、干燥无汗。

> **知识链接**
>
> **皮肤湿冷**
>
> 皮肤湿冷常与危重急症相伴随,如休克、低血糖或急性心肌梗死。发现病人皮肤湿冷,应立即查看其生命征,观察呼吸、血压、脉搏有无异常变化。

3. 弹性 触诊评估。儿童、青年人皮肤弹性好,中年以后皮肤逐渐松弛,弹性减弱,老年人皮肤弹性差。评估时常用示指和拇指将手背或上臂内侧皮肤捏起,1～2s 后松开,皮肤皱褶迅速恢复原状为弹性正常。皮肤皱褶平复缓慢为弹性减退。

4. 皮疹 视诊结合触诊,必要时棉签搔刮。常见皮疹有斑疹、丘疹、斑丘疹、荨麻疹、玫瑰疹等。评估时注意皮疹出现与消失的时间、分布、发展顺序、形状、大小、平坦或隆起、颜色、压之有无褪色、有无痛痒及脱屑等。皮疹多为全身性疾病的表现之一,常见于传染病、皮肤病、药物及其他物质所致的过敏反应。

5. 皮下出血 视诊辅以触诊。皮下出血直径小于 2mm 称为瘀点,直径 3～5mm 为紫癜,5mm 以上为瘀斑,片状出血伴皮肤隆起者为血肿。皮下出血与充血性皮疹和小红痣的鉴别要点是压之不褪色。皮下出血见于造血系统疾病、重症感染、外伤、某些血管损害性疾病以及毒物或药物中毒等。

6. 蜘蛛痣与肝掌　视诊结合触诊。蜘蛛痣多见于上腔静脉分布的区域,如面、颈、手背、上臂、前胸及肩部等处。评估时用钝头棉签等物品压迫痣中心,其辐射状小血管网即消失,去除压力后又复出现(图 3-2)。肝掌是手掌大、小鱼际处发红,加压后褪色。一般认为蜘蛛痣和肝掌的发生与肝脏对体内雌激素灭活作用减弱有关,常见于慢性肝炎或肝硬化。但蜘蛛痣有时也可见于妊娠期妇女及健康人。

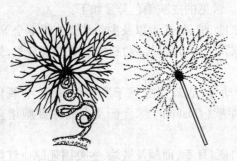

图 3-2　蜘蛛痣

7. 水肿　视诊结合触诊进行评估。正常人无水肿。明显水肿时皮下组织水肿部位的皮肤紧张发亮,视诊可判断,但轻度水肿视诊不易发现,需结合触诊。指压后局部组织出现凹陷者为凹陷性水肿,黏液性水肿及象皮肿指压后无组织凹陷为非凹陷性水肿。临床根据水肿的程度,将其分为轻、中、重三度。

8. 皮下结节　触诊辅以视诊。评估时注意其部位、大小、硬度、压痛及移动度。常见的皮下结节有风湿结节、囊蚴结节、痛风结节、结节性红斑。其他还有脂膜炎结节、奥斯勒(Osler)结节、动脉炎结节。

(二) 浅表淋巴结

正常浅表淋巴结质地柔软,表面光滑,无压痛,体积较小,直径多为 0.2~0.5cm,与毗邻组织无粘连,不易触及。浅表淋巴结的评估方法有视诊和触诊,以触诊为主,主要采用浅部触诊法,按一定顺序进行,以免遗漏。

1. 评估顺序　耳前、耳后、乳突区、枕后、颌下、颏下、颈前三角、颈后三角、锁骨上窝、腋窝、滑车上、腹股沟、腘窝等。

2. 评估方法　浅表淋巴结检查时被评估者取合适体位,受检部位皮肤肌肉充分放松;评估者将示指、中指、环指并拢,指腹平放于检查部位,自上而下,由浅入深进行滑动触摸。检查颈部淋巴结(图 3-3)时,可站在被评估者背后,让其头稍低或偏向检查侧,以利于触诊。检查锁骨上窝淋巴结时,让被评估者取坐位或卧位,头稍向前屈,用双手进行触诊,左手触诊右侧,右手触诊左侧,由浅部逐渐触摸至锁骨后深部。检查腋窝淋巴结时,评估者以手扶住被评估者前臂并稍外展,以右手触摸左侧,以左手触摸右侧,触诊时由浅及深直至腋窝各部。检查滑车上淋巴结时,以左(右)手托住被评估者的左(右)前臂,用右(左)手在滑车上由浅及深进行触摸。

3. 注意事项　发现淋巴结肿大时,应注意其部位、大小、数目、硬度、活动度,有无压痛、粘连,局部皮肤有无红肿、

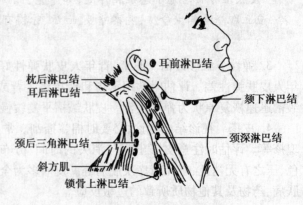

图 3-3　颈部淋巴结群

耳前淋巴结
枕后淋巴结
耳后淋巴结
颏下淋巴结
颈深淋巴结
颈后三角淋巴结
斜方肌
锁骨上淋巴结

瘢痕、瘘管等。同时寻找引起淋巴结肿大的原发病灶。

4. 淋巴结肿大的临床意义

（1）局限性淋巴结肿大：①非特异性淋巴结炎，由引流区域的急、慢性炎症所引起；一般急性期淋巴结有压痛、表面光滑、质软、无粘连；慢性期淋巴结质地较硬，无压痛。②淋巴结结核，常发生在颈部，呈多发性，大小不等，质地较硬，可相互粘连或与周围组织粘连，晚期破溃后形成瘘管，愈合后产生收缩性瘢痕。③恶性肿瘤淋巴结转移所致肿大的淋巴结质地坚硬，无压痛，与周围组织粘连，不易推动，肿大迅速，如鼻咽癌可引起颈淋巴结肿大；肺癌可引起右侧锁骨上窝淋巴结肿大；胃癌或食管癌可引起左侧锁骨上窝淋巴结肿大；乳腺癌可引起腋窝淋巴结肿大。

（2）全身淋巴结肿大：肿大的淋巴结可遍及全身，大小不等，无粘连。见于淋巴瘤、白血病、传染性单核细胞增多症等。

知识链接

皮肤黏膜淋巴结综合征

皮肤黏膜淋巴结综合征又称川崎病，好发于儿童，是一种独立的急性传染病。主要表现为持续发热、眼结膜充血、嘴唇潮红及皲裂、手足硬性红肿、全身多形性皮疹及颈部淋巴结肿大。

任务三 学生分组练习，互相评估，并记录评估结果。

任务四 教师巡回指导。

任务五 教师抽查学生掌握情况并进行矫正，进一步强化技能的掌握。

任务六 教师进行总结与反馈。

任务七 学生完成实训报告书写。

【实训注意事项】

1. 评估环境，室内温度适宜，有良好的自然光线。

2. 评估过程中注意要与被评估者适当交流，以保证收集资料的准确性，有助于建立良好的护患关系。

3. 注意保护被评估者隐私，未检查到的部位进行适当遮挡。

4. 触诊时手要温暖、力度适中、操作规范。

5. 严肃认真，尊重、爱护被评估者。

【强化练习】

1. 皮肤弹性减退不见于

A. 老年人　　　　　　　B. 婴儿　　　　　　　　C. 严重脱水

D. 长期消耗性病人　　　E. 高热

2. 黄疸早期出现的部位是

A. 结膜　　　B. 软腭黏膜　　　C. 耳郭　　　D. 鼻尖　　　E. 口唇

3. 皮下出血直径 3~5mm 为

A. 瘀斑　　　B. 紫癜　　　C. 瘀点　　　D. 血肿　　　E. 出血点

4. 皮疹与皮下出血的鉴别要点为

A. 压之是否褪色   B. 部位   C. 颜色

D. 大小   E. 形态

5. 左锁骨上淋巴结肿大多见于

A. 肺癌淋巴结转移   B. 肾癌淋巴结转移

C. 肝癌淋巴结转移   D. 胃癌或食管癌淋巴结转移

E. 乳腺癌淋巴结转移

【考核标准】（表 3-1）

表 3-1　皮肤和淋巴结评估考核标准

项目/分		具体内容及要求	满分	得分	备注
操作前准备 （5）		着装整洁,仪表端庄,洗手	1		
		用物备齐,摆放有序	1		
		核对被评估者姓名、床号	1		
		介绍自己及将要进行的评估,取得合作	1		
		协助被评估者取坐位或仰卧位,正确暴露评估部位,站在被评估者右侧	1		
皮肤（20）	颜色	苍白、发红、发绀、黄染	2		
	湿度	干燥、多汗等	2		
	弹性	方法:示指及拇指捏起手背内侧或上臂内侧的皮肤,松手后皮肤平复	2		
		正常、减弱	2		
	皮下出血	有无瘀点、紫癜、瘀斑、血肿	2		
	蜘蛛痣与肝掌	有无蜘蛛痣与肝掌,蜘蛛痣评估方法正确	4		
	水肿	方法:以手指按压评估部位,受压组织会发生凹陷	2		
		正常、轻度、中度或重度	2		
	皮下结节	有或无	2		
浅表淋巴结 （70）	评估顺序	耳前→耳后→枕部→颌下→颏下→颈前三角→颈后三角→锁骨上窝→腋窝→滑车上→腹股沟→腘窝	15		
	手法	示指、中指、环指三指并拢,指腹平放于被评估部位的皮肤上由浅入深进行滑行触摸	10		
	颌下	让被评估者低头	2		
	颈部	让被评估者头稍低,偏向评估侧	2		
	锁骨上窝	被评估者取坐位或卧位,头部稍向前屈,用双手进行触诊,左手触右侧,右手触左侧,由浅部逐渐触摸至锁骨后深部	5		

续表

项目/分		具体内容及要求	满分	得分	备注
浅表淋巴结（70）	腋窝	评估者右手评估左侧，左手评估右侧，一般先评估左侧	4		
		评估者左手握住被评估者左腕向外上屈肘外展抬高约45°	4		
		右手指并拢，掌面贴近胸壁向上逐渐达腋窝顶部，滑动触诊，然后依次触诊腋窝后、内、前壁	2		
		翻掌向外将评估者外展上臂下垂，触诊腋窝外侧壁	2		
		换手以同法评估右侧	4		
	滑车上	右手扶托被评估者右前臂，以左手小指抵肱骨内上髁上	2		
		其他三指(示、中、环指)并拢在肱二头肌与肱三头肌间沟中纵行、横行滑动触摸	2		
		换手以同法评估左侧	4		
	腹股沟	双腿屈曲	2		
	腘窝	双腿屈曲	2		
	评估内容	如果触到肿大淋巴结，要描述部位、大小、数目、硬度、压痛、活动度、红肿、瘘管、瘢痕	8		
整体评估（5）	操作熟练		1		
	顺序、手法正确		2		
	人文关怀		2		
共计			100		

（牛继平）

实训四

头部和颈部评估

学习目标

1. 掌握：头部和颈部评估的方法和内容。
2. 熟悉：头部和颈部的正常与异常评估结果的表现。
3. 了解：头部和颈部评估中异常表现的临床意义。
4. 学会对被评估者进行头部和颈部评估，并判断是否存在异常体征。
5. 具有准确地评估异常结果的能力，在评估中养成认真、细致的工作作风，培养爱伤意识。

〉导入情景

　　病人,女,38 岁。发现左侧甲状腺肿物 3d。病人 3d 前体检发现左侧甲状腺肿物,无多汗、饥饿、乏力、手颤等不适。自发病以来,精神可,饮食好,睡眠佳,二便正常,体重无明显变化。既往体健,月经规律。无肝炎、结核病史。请思考:

　　1. 该病人最可能考虑为何种疾病?

　　2. 此种疾病的甲状腺体征有哪些表现,应该如何进行评估?

【思维导图】(图 4-1)

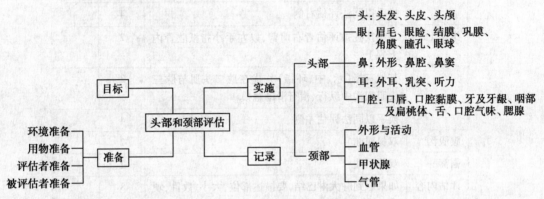

图 4-1　头部和颈部评估思维导图

【实训准备】

　　1. 环境准备

　　(1) 清洁、安静。

　　(2) 光线充足,室温适宜。

　　2. 用物准备

　　(1) 听诊器、压舌板、软尺、手电筒、棉签、头颈部评估的影像资料。

　　(2) 评估记录单、笔。

　　(3) 免洗手消毒剂。

　　3. 评估者准备

　　(1) 确认被评估者信息。

　　(2) 衣帽整齐,举止端庄,态度和蔼,洗手并消毒双手。

　　4. 被评估者准备

　　(1) 评估前在安静环境下休息 5~10min。

　　(2) 取平卧位或坐位,充分暴露头部和颈部。

【实训内容】

　　1. 头部和颈部的评估。

　　2. 头部和颈部的正常表现及异常表现的临床意义。

【实训流程】

任务一　教师运用多媒体视频展示头部和颈部评估,学生观摩。

任务二 教师示教头部和颈部评估内容和方法。

（一）头

1. **头发** 视诊观察头发颜色、疏密度、分布、质地，有无脱发。

2. **头皮** 视诊观察颜色，有无头癣、头皮屑、外伤、炎症、血肿、瘢痕等。

3. **头颅** 头颅的视诊应注意其大小、外形及运动情况。触诊是用双手检查头颅的每一个位置，了解其外形、有无触痛和异常隆起。头颅的大小以头围来衡量，测量时以软尺自眉间向后绕枕骨粗隆一周，正常人头围随身体发育而变化，新生儿约为34cm，成人时期约为53cm或以上。婴幼儿要检查囟门情况，一般矢状缝和其他颅骨骨缝大多在出生后6个月骨化，骨化过早会影响颅脑发育。

（二）眼

1. **眉毛** 视诊观察眉毛的稀疏。正常人眉毛的疏密不同，一般内侧与中间部分比较浓密，外侧部分较稀疏。

2. **眼睑** 视诊观察眼睑外形，是否有眼睑内翻、上眼睑下垂、眼睑闭合障碍、水肿等。触诊注意眼睑有无包块、压痛、倒睫等。

3. **结膜** 结膜可分为睑结膜、球结膜和穹窿部结膜三部分。注意观察结膜是否有充血、出血、苍白等。检查睑结膜和穹窿结膜时，必须将眼睑翻转。单手上睑翻转法：用示指和拇指捏住上睑中部的边缘，嘱被评估者双目下视，此时轻轻向前下方牵拉，同时以示指向下压迫睑板上缘，与拇指配合将睑缘向上捻转即可将眼睑翻开。检查后，轻轻向前下牵拉上睑，同时嘱被评估者往上看，即可使眼睑恢复正常位置。

4. **巩膜** 视诊观察，正常巩膜不透明，又因血管极少，故呈瓷白色。当机体出现黄疸时，巩膜先于其他黏膜出现且更易被发现。

5. **角膜** 视诊观察，正常角膜透明，无血管。评估时应注意其透明度，可用光源斜照角膜更易观察。同时观察有无云翳、白斑、溃疡、软化、新生血管等。

6. **瞳孔** 评估时应注意观察瞳孔的形状、大小、位置，两侧是否等大、等圆，对光反射及集合反射是否存在。

（1）瞳孔的形状与大小：正常瞳孔双侧等大、等圆，直径为3~4mm。

（2）对光反射：包括直接对光反射和间接对光反射。评估时，嘱被评估者注视正前方，以手放在两眼之间，挡住光线，避免照射另一眼，然后用手电筒光照射其一侧瞳孔，被照的瞳孔立即收缩，移除光源后迅速复原，称直接对光反射灵敏；未被照射的瞳孔也同时收缩，移除光照后迅速复原，称间接对光反射灵敏。

（3）集合反射：嘱被评估者注视1m以外的目标（通常是评估者的示指尖），然后将目标迅速移近眼球（距眼球5~10cm），正常人此时可见双眼球向内聚合（辐辏反射），瞳孔缩小（调节反射），称为集合反射。

7. **眼球** 评估时注意眼球的外形与运动。

（1）视诊观察眼球外形，双侧或单侧有无突出与下陷。

（2）眼球运动：评估者将目标物（手指或棉签），置于被评估者眼前30~40cm处，嘱被评估者固定头部，眼球随目标方向移动，一般先检查左眼，后检查右眼，按水平向外→外上→外下及水平向内→内上→内下6个方向的顺序进行。

（3）眼球震颤：评估时嘱被评估者眼球随评估者手指所示方向（水平或垂直）运动数次，观察是否出现震颤。

（三）鼻

1. 外形　评估时注意皮肤颜色和鼻外形的改变。凡是鼻外伤，应仔细检查有无鼻骨及软骨的骨折。

2. 鼻腔　评估时应注意鼻腔是否通畅，鼻腔有无分泌物或出血、黏膜有无病变等。

3. 鼻窦　鼻窦为鼻腔周围含气的骨质空腔，共四对，分别是额窦、筛窦、上颌窦、蝶窦，皆有窦口与鼻腔相通，当引流不畅时易发生炎症。一般检查内容及顺序为额窦、筛窦、上颌窦。蝶窦因解剖位置较深，不能在体表进行检查。各鼻窦区压痛的评估方法如下：

（1）额窦：评估者双手固定被评估者头部，双手拇指置于眉骨内下缘向后、向上按压。

（2）筛窦：评估者双手固定被评估者两侧耳后，双侧拇指分别置于鼻根部与眼内眦之间向后方按压。

（3）上颌窦：评估者双手四指固定于被评估者两侧耳后，将拇指分别置于左、右鼻侧颧骨下缘向后按压。

在进行评估时应注意询问被评估者有无压痛，两侧有无差异。

（四）耳

1. 外耳　注意观察耳郭外形、大小、位置和对称性。外耳道是否有红肿、溢液、分泌物等。

2. 乳突　观察耳郭后方皮肤是否有红、肿，触诊乳突有无明显压痛。

3. 听力　听力评估可先用粗略的方法了解被评估者的听力，必要时，通过精确测试方法确定听力减退的原因。粗测法为在静室内嘱被评估者闭目坐于椅上，用手指堵塞一侧耳道，评估者立于背后持手表或以捻指声自1m以外逐渐移近耳部，直到被评估者听到声音为止，测量距离，同样方法检查另一耳。比较两耳的测试结果并与正常人的听力进行对比。正常者一般在1m处可闻手表声或捻指声。精确法为使用规定频率的音叉或电测听器设备进行测试，对明确诊断更有价值。

（五）口腔

评估口腔时从外向内进行：口唇、口腔黏膜、牙与牙龈、舌、咽及扁桃体、口腔气味、腮腺等。重点学习咽部及扁桃体的评估方法及临床意义。

1. 口唇　视诊观察口唇的颜色、是否干燥、有无皲裂及疱疹等。口唇的毛细血管非常丰富，正常人口唇红润光泽。

2. 口腔黏膜　在充分的自然光线下进行评估，也可用手电筒照明。正常人口腔黏膜光洁呈粉红色。注意口腔黏膜有无出血点、麻疹黏膜斑、黏膜疹及溃疡等。

3. 牙及牙龈　评估时注意有无龋齿、残根、缺牙和义齿等；评估牙龈有无出血及溢脓等。

4. 舌　评估时注意舌的感觉、运动及形态有无变化。

5. 咽部及扁桃体　嘱被评估者取坐位，头略后仰，张口并发"啊"音，评估者将压舌板放在其舌的前2/3与后1/3交界，在照明的配合下，可看到软腭、腭垂、软腭弓、扁桃体、咽后壁等，注意观察有无充血、水肿、分泌物、咽后壁滤泡增殖、溃疡等，同时判断扁桃体的肿大程度（图4-2）。

6. 口腔气味　评估时注意口腔有无特殊难闻的气味。正常人口腔无特殊气味，但是吸烟、饮酒的人可有烟、酒味。

7. 腮腺　评估时注意腮腺有无肿大及导管开口有无分泌物。正常人触诊时摸不出腺体轮廓。

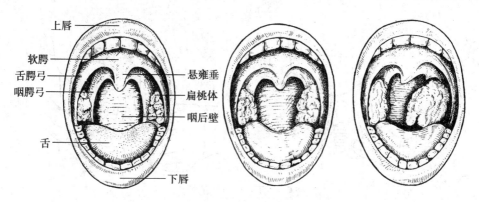

图 4-2　扁桃体的位置及分度

从左到右为:Ⅰ度肿大、Ⅱ度肿大、Ⅲ度肿大。

（六）颈部

1. 颈部外形与活动　正常人颈部两侧对称、柔软、活动自如。评估时注意颈部静态与动态时的改变,颈部皮肤有无感染、蜘蛛痣及其他病变。颈部是否有包块,如有还需注意观察大小及活动度。

2. 颈部血管　注意观察有无颈静脉怒张、颈动脉搏动和颈静脉搏动,是否可闻及血管杂音。正常人立位或坐位时颈外静脉常不显露,平卧位时可稍见充盈,充盈的水平仅限于锁骨上缘至下颌角距离的下 2/3 以内。正常人颈动脉搏动只在剧烈活动后可见且较微弱。听诊颈部血管杂音,一般嘱被评估者取坐位,用钟型听诊器进行听诊。

3. 甲状腺　甲状腺位于甲状软骨下方和两侧,表面光滑,柔软且不易触及。评估方法如下:

（1）视诊:充分暴露颈部,观察甲状腺的大小和对称性(图 4-3)。

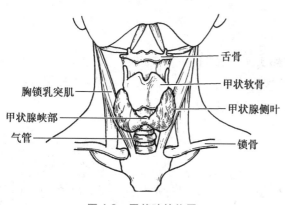

图 4-3　甲状腺的位置

（2）触诊:包括甲状腺峡部和甲状腺侧叶的检查。

1）甲状腺峡部:评估者站于被评估者前面,用拇指从胸骨上切迹向上触摸,可感到气管前软组织,同时请被评估者吞咽,峡部在手下滑动,判断有无增厚及肿块。也可站于被评估者后面用示指重复以上动作,进行检查。

2）甲状腺侧叶:评估者站于被评估者前面,评估者左手拇指置于甲状软骨下气管右侧,将气管推向对侧,其余四指放在颈项部;右手示指、中指放在左侧胸锁乳突肌后缘,向前推挤甲状腺侧叶,拇指在胸锁乳突肌前缘触摸甲状腺,并嘱被评估者做吞咽动作。同样的方法检查对侧。或评估者站于被评估者背后,两手拇指置于颈后,其余四指置于甲状软骨下气管两旁,检查右叶时,左手示指和中指将甲状腺轻推至右侧,右手示、中和环指触摸甲状腺,并同时嘱其做吞咽动作。用同样方法检查对侧。若触及应注意其大小、质地、表面是否光滑、有无结节、震颤及压痛等(图 4-4)。

（3）听诊:用钟型听诊器放在甲状腺上听诊。甲状腺功能亢进症时,肿大的甲状腺上可听到连续的嗡鸣样血管杂音。

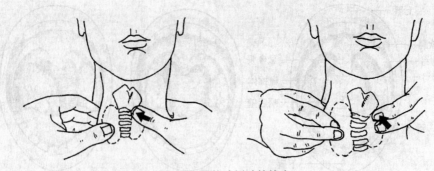

图 4-4 甲状腺侧叶的检查

左图:从前面触诊甲状腺;右图:从后面触诊甲状腺。

4. 气管　评估时嘱被评估者取坐位或仰卧位,颈部处于自然正中状态,评估者将示指及环指分别放置于两侧胸锁关节上,然后将中指置于气管正中处,观察中指与示指和环指之间的距离。正常人两侧距离相等,气管位于颈前正中。如两侧距离不等提示气管移位。

任务三　学生分组进行互相评估,记录评估结果。

任务四　教师根据学生操作情况巡回做指导。

任务五　随机抽查学生操作,示范,点评,纠错。

任务六　学生继续强化练习。

任务七　教师进行总结与反馈。

任务八　学生完成实训报告。

【实训注意事项】

1. 光线要适宜。

2. 态度要端正。

3. 准确评估相关内容。

4. 翻转上眼睑时,力度要适中,动作要轻柔。

5. 评估咽部及扁桃体时,压舌板放置位置要正确。

6. 评估甲状腺时,姿势要端正,动作要轻柔,避免挤压。

【强化练习】

1. 脑积水常常出现

A. 方颅　　　B. 尖颅　　　C. 巨颅　　　D. 塔颅　　　E. 长颅

2. 正常瞳孔的直径为

A. 2~3mm　　B. 3~4mm　　C. 4~5mm　　D. 5~6mm　　E. 6~7mm

3. 气管移向患侧见于

A. 气胸　　　　　　　B. 胸腔积液　　　　　　C. 单侧甲状腺肿大

D. 肺不张　　　　　　E. 纵隔肿瘤

4. 甲状腺功能亢进病人,下列哪些体征是错误的

A. 甲状腺肿大　　　　B. 可闻及静脉嗡鸣音　　C. 可闻及动脉杂音

D. 可扪及震颤　　　　E. 肉眼可见血管显影

【考核标准】（表4-1）

表4-1 头部和颈部评估考核标准

项目/分		具体内容及要求	满分	得分	备注
评估前准备（10）		着装整齐、仪表端庄、洗手	2		
		物品齐备、放置有序	2		
		核对被评估者姓名、年龄等信息	2		
		向被评估者说明评估的目的及要求，取得配合	2		
		嘱被评估者取坐位或仰卧位，充分暴露头部和颈部	2		
评估过程（80）	头颅	头发及头皮颜色、疏密度、分布、质地，有无脱发	3		
		头颅大小、外形及运动情况	3		
	眼	眉毛稀疏程度	2		
		眼睑外形，有无包块、压痛、倒睫	2		
		结膜是否有充血、出血、苍白等	2		
		巩膜是否黄染、角膜是否透明	2		
		瞳孔的形状、大小、位置	6		
		眼球的外形与运动	4		
	鼻	外形及鼻腔	3		
		鼻窦检查顺序及方法	4		
	耳	耳郭及外耳道	3		
		乳突有无红肿、明显压痛	3		
		听力	3		
	口腔	口唇、口腔黏膜、牙齿、舌	2		
		咽及扁桃体（肿大程度判断）	6		
		口腔气味、腮腺	2		
	颈部	颈部外形与活动	2		
		颈部血管：颈静脉怒张	4		
		甲状腺 视诊大小及对称性	4		
		触诊甲状腺峡部	4		
		触诊甲状腺侧叶	6		
		甲状腺听诊	4		
		气管的位置	6		
评估后注意事项（4）		协助被评估者整理衣物	2		
		记录评估结果	2		
整体评价（6）		评估方法正确、熟练，能作出初步判断	3		
		态度认真，有责任感，体现人文关怀	3		
共计			100		

（赵　琼）

实训五

胸壁和胸廓评估

学习目标

1. 掌握:胸壁和胸廓评估的内容和方法。
2. 熟悉:胸部的体表标志以及胸壁和胸廓评估的正常表现。
3. 了解:胸壁和胸廓评估中异常表现的临床意义。
4. 学会对被评估者进行正确的胸壁和胸廓评估。
5. 具有准确地判断评估结果的能力,在评估中养成认真、细致的工作作风,培养爱伤观念。

> 导入情景

吴某,男,8岁。诉自幼饮食、睡眠不佳,自汗,动则气短,体质较差、易生病,在外院诊断为佝偻病,行补钙剂治疗效果不佳,今入院就诊。查体:方颅,肋骨外翻,胸骨柄前凸,双肺未闻及干湿啰音。心率86次/min,律齐,未闻及杂音。腹平软,肝肋下1.5cm,肠鸣音正常。神经系统评估无异常。请思考:

1. 佝偻病还有哪些阳性体征?
2. 应该如何进行评估?

【思维导图】(图5-1)

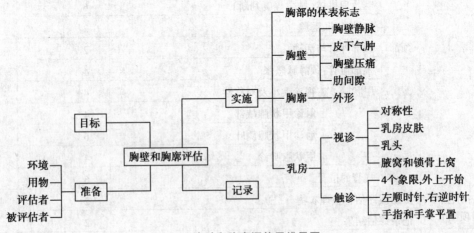

图5-1 胸壁和胸廓评估思维导图

【实训准备】

1. 环境准备
(1) 清洁、安静。

（2）光线充足，室温适宜。

（3）准备布帘或屏风，关好门窗。

2. 用物准备

（1）听诊器。

（2）评估记录单、笔。

（3）免洗手消毒剂。

3. 评估者准备

（1）确认被评估者信息。

（2）衣帽整齐，举止端庄，态度和蔼，洗手并消毒双手。

4. 被评估者准备　取平卧位或坐位，充分暴露胸部。

【实训内容】

1. 胸部的体表标志。

2. 胸廓和胸壁评估的内容和方法。

3. 胸壁和胸廓评估的正常表现及异常表现的临床意义。

【实训流程】

任务一　教师运用多媒体视频展示胸壁和胸廓评估，学生观摩。

任务二　教师示教胸壁和胸廓评估内容和方法。

（一）胸部的体表标志（图5-2，图5-3，图5-4，图5-5，图5-6）

1. 骨骼标志

（1）胸骨上切迹：位于胸骨柄的上方。正常情况下气管位于切迹正中。

（2）胸骨：胸骨呈扁平状，位于前胸壁正中，自上而下分为胸骨柄、胸骨体和剑突三部分。

（3）胸骨角：为胸骨柄与胸骨体交接处的突起，又称为路易斯（Louis）角。其两侧分别与左右第2肋软骨相连，为计数肋骨和肋间隙的主要标志。胸骨角还标志左右主支气管分叉、心房上缘及上下纵隔交界，与第5胸椎相对应。

（4）腹上角：为左右肋弓（由两侧的第7~10肋软骨相互连接而成）在胸骨下端会合处所形成的夹角，又称为胸骨下角，相当于横膈的穹窿部。正常为70°~110°，体型瘦长者角度较小，矮胖者角度较大，深吸气时可稍增宽，其后为肝脏左叶、胃及胰腺所在区域。

（5）肋骨：共12对。检查时先确定胸骨角，该角连接两侧第2肋骨，可以计数肋骨。大多肋骨可在胸壁上触及，唯第1肋骨前部与锁骨相重叠，常不能触及。第11~12肋骨不与胸骨相连，其前

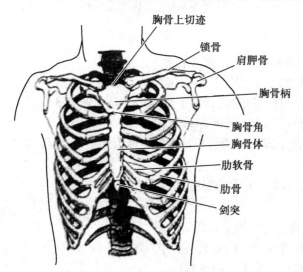

图5-2　胸廓的骨骼结构

（图中标注：胸骨上切迹、锁骨、肩胛骨、胸骨柄、胸骨角、胸骨体、肋软骨、肋骨、剑突）

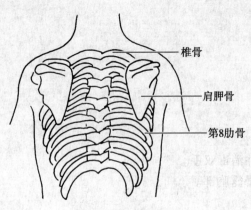

图 5-3　后胸壁自然标志

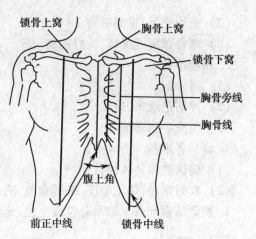

图 5-4　前胸壁的自然陷窝与人工划线

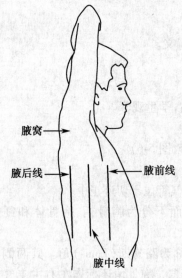

图 5-5　侧壁的自然陷窝与人工划线

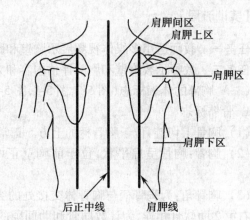

图 5-6　后胸壁的分区与人工划线

端为游离缘,称为浮肋。

（6）肋间隙:两个肋骨之间的空隙,用以标记病变的水平位置。

（7）肩胛骨:位于后胸壁第 2~8 肋骨之间,肩胛冈及其肩峰端均易触及。肩胛骨呈三角形,其最下端称肩胛下角。直立位两上肢自然下垂时,肩胛下角相当于第 7 或第 8 肋骨水平,或相当于第 8 胸椎水平。此可作为计数后胸部肋骨的标志。

（8）脊椎棘突:为后正中线的标志。位于颈根部的第 7 颈椎棘突最为突出,其下即为第 1 胸椎,常以此处作为计数胸椎的标志。

（9）肋脊角:为第 12 肋骨与脊柱构成夹角。其前为肾脏和输尿管上端所在的区域。

2. 垂直标志

（1）前正中线:即胸骨中线。为通过胸骨正中的垂直线。

（2）锁骨中线(左、右):为通过锁骨的肩峰端与胸骨端两者中点的垂直线。

（3）胸骨线(左、右):沿胸骨边缘与前正中线平行的垂直线。

（4）胸骨旁线(左、右):通过胸骨线和锁骨中线中间的垂直线。

（5）腋前线（左、右）：为通过腋窝前皱襞沿前侧胸壁向下的垂直线。

（6）腋后线（左、右）：为通过腋窝后皱襞沿后侧胸壁向下的垂直线。

（7）腋中线（左、右）：自腋窝顶端于腋前线和腋后线之间向下的垂直线。

（8）肩胛线（左、右）：为双臂下垂时通过肩胛下角与后正中线平行的垂直线。

（9）后正中线：即脊柱中线。为通过椎骨棘突，或沿脊柱正中下行的垂直线。

3. 自然陷窝与解剖区域

（1）腋窝：上肢内侧与胸壁相连的凹陷部。

（2）胸骨上窝：胸骨柄上方的凹陷部，正常气管位于其后。

（3）锁骨上窝（左、右）：为位于锁骨上方的凹陷，相当于两肺上叶肺尖的上部。

（4）锁骨下窝（左、右）：为位于锁骨下方的凹陷，相当于两肺上叶肺尖的下部。

（5）肩胛上区（左、右）：为肩胛冈以上的区域，其外上界为斜方肌上缘。

（6）肩胛下区（左、右）：为两肩胛下角连线与第 12 胸椎水平线之间的区域，后正中线将其分为左、右两部分。

（7）肩胛间区（左、右）：两肩胛骨内缘之间的区域，后正中线将其分为左、右两部分。

（二）胸壁和胸廓评估

1. 胸壁　主要通过视诊和触诊进行评估。

（1）胸壁静脉：正常胸壁无明显静脉显露。当上腔静脉或下腔静脉阻塞时，侧支循环建立，胸壁静脉可以充盈或曲张。

（2）皮下气肿：用手按压皮下气肿处皮肤，引起气体在皮下组织内移动，手可感觉到此移动，似捻发感或握雪感。用听诊器胸件按压皮下气肿部位可听到类似捻动头发的声音。

（3）胸壁压痛：正常情况下胸壁无压痛。

（4）肋间隙：注意肋间隙有无回缩或膨隆。

2. 胸廓　被评估者取坐位或立位，裸露全部胸廓，平静呼吸。评估者从前、后、左、右对被评估者胸廓形态进行视诊评估，必要时配合触诊，注意两侧对比观察。正常人胸廓两侧大致对称，呈椭圆形。双肩在同一水平上。成年人胸廓的前后径较左右径短，两者的比例约为 1∶1.5，小儿和老年人胸廓前后径与左右径接近或略小于左右径，呈圆柱形。不同胸廓横断面及常见胸廓外形的改变见图 5-7，图 5-8。

3. 乳房　正常儿童及男性乳房一般不明显，乳头位置大约位于锁骨中线第 4 肋间隙。正常女性乳房在青春期逐渐增大，呈半球形，乳头也逐渐长大呈圆柱形。乳房评估一般先进行视诊，再进行触诊。

（1）视诊：内容包括对称性、乳房皮肤和乳头，还要注意引流乳房部位的淋巴结情况。

1）对称性：一般情况下正常女性坐位时两侧乳房基本对称，但亦有轻度不对称者，此系由于两侧乳房发育程度不完全相同的结果。

2）乳房皮肤：视诊观察乳房皮肤颜色是否正常，还应注意皮肤有无水肿、回缩、溃疡、色素沉着和瘢痕等。

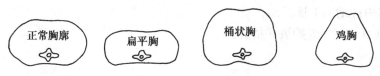

图 5-7　几种不同胸廓横断面

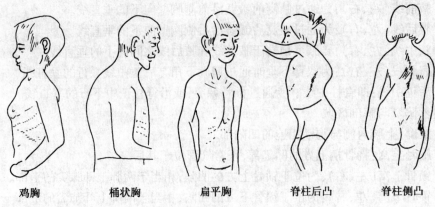

鸡胸　　　　桶状胸　　　　扁平胸　　　　脊柱后凸　　　　脊柱侧凸

图 5-8　常见胸廓外形的改变

　　3）乳头：注意乳头的位置、大小，两侧是否对称，有无倒置或内翻。

　　4）腋窝和锁骨上窝：为乳房淋巴引流最重要的区域。观察有无红肿、包块、溃疡、瘘管和瘢痕等。

　　（2）触诊：被评估者取坐位，先两臂下垂，然后双臂高举超过头部或双手叉腰再进行评估。当仰卧位评估时，可垫小枕头抬高肩部使乳房能较对称地位于胸壁上，以便进行详细评估。以乳头为中心作一垂直线和水平线，可将乳房分为 4 个象限，便于记录病变部位（图 5-9）。触诊先由健侧乳房开始，后评估患侧。评估时，手指和手掌应平置在乳房上，应用指腹，轻施压力，旋转或来回滑动进行触诊。评估左侧乳房时由外上象限开始，然后顺时针方向进行由浅入深触诊直至 4 个象限评估完毕，最后触诊乳头。以同样方式评估右侧乳房，仍由外上象限开始，但沿逆时针方向进行。

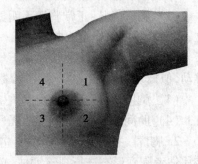

图 5-9　乳房病变的定位与划区

触诊乳房时应着重注意有无水肿、热痛和包块，乳头有无硬结、弹性消失和分泌物。乳房触诊后还应触诊腋窝、锁骨上窝及颈部的淋巴结。

　　任务三　学生分组练习，互相评估，并记录评估结果。

　　任务四　教师巡回指导。

　　任务五　教师抽查学生掌握情况并进行矫正、点评，进一步强化技能的掌握。

　　任务六　教师进行总结与反馈。

　　任务七　学生完成实训报告书写。

【实训注意事项】

　　1. 保持环境安静，良好的自然光线。

　　2. 被评估者充分暴露胸部，室内应温度适宜，听诊器的体件在使用前应保持温暖，以避免寒冷诱发肌肉颤动而干扰听诊。

　　3. 严肃认真，尊重、爱护被评估者。

【强化练习】

　　1. 临床上用于计算肋骨和肋间隙的标志最常用的是

A. 胸骨角　　　B. 肩胛下角　　　C. 第七颈椎　　　D. 锁骨上窝　　　E. 胸骨上窝

2. 当两上肢自然下垂时,肩胛下角一般位于

A. 第 5 肋间水平　　　　B. 第 6 肋间水平　　　　C. 第 7 肋间水平

D. 第 9 肋间水平　　　　E. 第 10 肋间水平

3. 正常成人胸廓的前后径与左右径之比为

A. 1∶1　　　B. 1∶2　　　C. 1.5∶1　　　D. 1∶1.5　　　E. 3∶2

4. 乳房视诊包括

A. 对称性　　　B. 表面情况　　　C. 乳头　　　D. 皮肤回缩　　　E. 以上都是

5. 触诊乳房应开始于

A. 内上象限　　　B. 外上象限　　　C. 内下象限　　　D. 外下象限　　　E. 乳头

【考核标准】（表5-1）

表 5-1　胸壁和胸廓评估考核标准

项目/分			具体内容和要求	满分	得分	备注
操作前准备（5）			着装整洁,仪表端庄,洗手	1		
			用物备齐,摆放有序	1		
			核对被评估者姓名、床号	1		
			介绍自己及将要进行的评估,取得配合	1		
			协助被评估者取坐位或仰卧位,正确暴露评估部位 站在被评估者右侧	1		
胸壁（20）	胸壁静脉		有无显露、充盈或曲张	5		
	皮下气肿		以手按压皮肤能感觉到气体在组织内的移动,似捻发感或握雪感	3		
			用听诊器体件按压皮下气肿部位可听到类似捻动头发的声音	2		
	压痛		有或无压痛	5		
	肋间隙		有无回缩或膨隆	5		
胸廓（10）	外形		视诊评估胸廓前后径与左右径的比例	5		
			判断有无胸廓外形的改变	5		
乳房（60）	视诊	对称性	是否对称	5		
		皮肤	乳房皮肤颜色是否正常,注意皮肤有无水肿、回缩、溃疡、色素沉着和瘢痕等	5		
		乳头	位置、大小,两侧是否对称,有无倒置或内翻	5		
		腋窝和锁骨上窝	有无红肿、包块、溃疡、瘘管和瘢痕等	5		

33

续表

项目/分				具体内容和要求	满分	得分	备注
乳房 (60)	触诊	体位		取坐位时,先两臂下垂,然后双臂高举超过头部或双手叉腰	5		
				仰卧位时,可垫小枕头抬高肩部使乳房能较对称地位于胸壁上	5		
		部位		以乳头为中心作一垂直线和水平线,将乳房分为4个象限	5		
		顺序		先健侧乳房,后患侧乳房	5		
				触诊左侧乳房时由外上象限开始,然后顺时针方向进行由浅入深触诊直至4个象限评估完毕,最后触诊乳头	5		
				以同样方式触诊右侧乳房,仍由外上象限开始,但沿逆时针方向进行	5		
		手法		手指和手掌应平置在乳房上,应用指腹,轻施压力,旋转或来回滑动进行触诊	5		
		内容		有无水肿、热痛和包块。乳头有无硬结、弹性消失和分泌物;腋窝、锁骨上窝及颈部的淋巴结有无肿大	5		
整体评估 (5)		操作熟练			1		
		顺序、手法正确			2		
		人文关怀			2		
共计					100		

(张瑞霞)

实训六

肺 脏 评 估

学习目标

1. 掌握:肺脏评估的内容和方法。
2. 熟悉:肺脏评估的正常表现。
3. 了解:肺脏评估中异常体征的临床意义。
4. 学会对被评估者进行正确的肺脏评估。
5. 具有准确地判断评估结果的能力,在评估中养成认真、细致的工作作风,培养爱伤观念。

> **导入情景**

病人,男,72岁。反复咳嗽、咳痰15年,每年冬春季加重,咳痰多为白色黏痰为主,偶尔痰中带血丝。半年前病人逐渐出现胸闷、气促,近2d加重,遂入院。初步诊断为慢性阻塞性肺疾病。今晨病人咳嗽后气促加重,胸痛明显,一侧胸廓膨隆。请思考:

1. 该病人最可能发生了何种并发症?
2. 此种并发症肺部体征还有哪些?应该如何进行评估?

【思维导图】(图6-1)

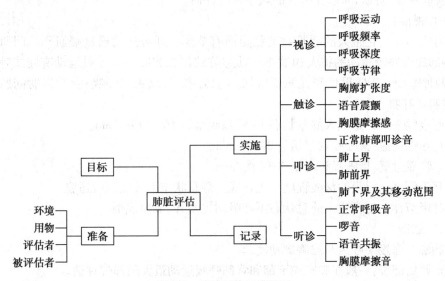

图6-1　肺脏评估思维导图

【实训准备】

1. 环境准备
(1) 清洁、安静。
(2) 光线充足,室温适宜。
(3) 准备布帘或屏风,关好门窗。

2. 用物准备
(1) 听诊器、心肺听诊模拟人。
(2) 评估记录单、笔、直尺。
(3) 免洗手消毒剂。

3. 评估者准备
(1) 确认被评估者信息。
(2) 衣帽整齐,举止端庄,态度和蔼,洗手并消毒双手。

4. 被评估者准备
(1) 评估前禁止吸烟和饮用咖啡,并且在安静环境下休息5~10min。
(2) 取平卧位或坐位,充分暴露胸部。

【实训内容】

1. 肺脏的视诊、触诊、叩诊、听诊。
2. 肺部评估的正常表现及异常表现的临床意义。

【实训流程】

任务一 教师运用多媒体视频展示肺部评估,学生观摩。

任务二 教师示教肺脏评估内容和方法。

一般按视诊、触诊、叩诊和听诊的顺序进行评估。

（一）视诊

1. **呼吸运动** 正常人的呼吸运动稳定而有节律。呼吸运动通过膈肌和肋间肌的活动完成,胸廓随着呼吸运动的扩大和缩小带动肺脏的扩张和收缩。呼吸运动有胸式呼吸和腹式呼吸两种类型。正常男性和儿童以膈肌运动为主,形成腹式呼吸;女性以肋间肌运动为主,形成胸式呼吸。

2. **呼吸频率** 正常成人静息状态下,呼吸频率为 16~20 次/min。

（1）呼吸过速:指呼吸频率超过 24 次/min。

（2）呼吸过缓:指呼吸频率低于 12 次/min。

3. **呼吸深度** 呼吸的深浅程度。正常成人静息状态下呼吸深浅适宜。

4. **呼吸节律** 正常成人静息状态下呼吸均匀整齐、节律规则。

（二）触诊

1. **胸廓扩张度** 呼吸时的胸廓动度。

（1）评估部位:一般在胸廓前下部和背部呼吸运动最大的部位评估。

（2）评估方法:①前胸廓扩张度评估时,被评估者取坐位或仰卧位,评估者两手紧贴被评估者两侧前下胸部,两手拇指分别沿两侧肋缘指向剑突,拇指尖在前正中线两侧对称部位,其余四指伸展平置于两侧胸壁。②后胸廓扩张度评估时,被评估者取坐位,评估者将两手掌面平贴于肩胛下区对称部位(约第 10 肋骨水平),两手拇指与后正中线平行,并将两侧皮肤向后正中线轻推。嘱被评估者做深呼吸运动,观察比较两手的活动度是否一致(图 6-2),并且感觉呼吸运动的范围和对称性。

2. **语音震颤** 被评估者发出声音时,声波沿气管、支气管及肺泡传到胸壁引起共鸣的

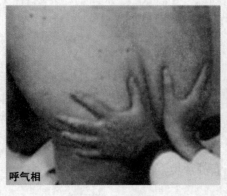
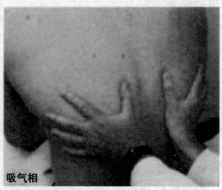

呼气相 　　　　　　　　　　　吸气相

图 6-2　胸廓扩张度触诊

振动,用手掌可触及,又称为触觉震颤(图6-3)。

(1)评估方法:评估者将左右手掌或尺侧缘轻放在胸壁两侧的对称部位,嘱被评估者用同等的强度重复发"yi"长音,自上而下,从内到外,从前胸到后背,双手交叉,左右对比两侧相应部位语音震颤的异同,注意有无增强或减弱(图6-4)。

(2)生理变化:正常成人、男性和消瘦者较儿童、女性和肥胖者强;前胸上部和右胸上部较前胸下部和左胸上部强。

(3)病理变化:肺脏、胸膜等疾病可引起语音震颤增强或减弱。

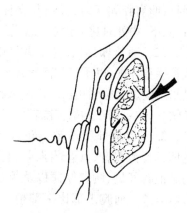

图6-3 语音震颤

3.胸膜摩擦感 胸膜有炎症(纤维素性胸膜炎)时,两层胸膜因有纤维蛋白沉着而变得粗糙,呼吸时壁层和脏层胸膜相互摩擦而产生震动所致。

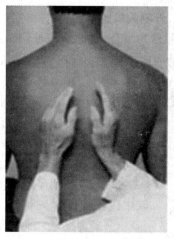
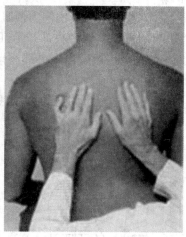

图6-4 语音震颤触诊方法

(1)评估方法:评估者将双手掌轻贴于胸壁两侧,嘱被评估者做深呼吸,此时若触到粗糙摩擦感(如皮革相互摩擦的感觉),即为胸膜摩擦感。

(2)特点:胸膜的任何部位均可出现,但以胸廓下前侧部或腋中线第5～7肋间最易触及,通常于呼、吸两相均可触及,以吸气末与呼气初比较明显,若屏住呼吸,则此感觉消失。

(三)叩诊

1.叩诊方法 有间接叩诊法和直接叩诊法两种,以前者常用。被评估者取坐位或仰卧位,放松肌肉,两臂垂放,呼吸均匀。评估肺脏时,先前胸,后侧胸及背部,从上而下,从外向内,逐个肋间进行,注意左右、上下、内外进行对比。评估前胸时,胸部稍向前挺,由胸骨上窝开始;评估侧胸时,双臂抱头,自腋窝开始;评估背部时,上身略前倾,头稍低,双手交叉抱肘,自肺尖开始。

(1)间接叩诊法:评估者以左手中指第2指节作为叩诊板指,右手中指指端以垂直方向叩击左手中指第二指节的前端,每次叩击2～3下,叩击力量要均匀,轻重应适宜,自上而下,逐一叩击肋间,先前胸,再侧胸及背部;叩诊前胸时,左手中指(板指)平置于肋间隙,与肋骨平行;叩肩胛间区时,板指与脊柱平行;左右、上下、内外对比叩诊音的变化。

(2)直接叩诊法:评估者用中指掌侧或将手指并拢,以手指掌面直接叩击胸壁,借指下的震动感和拍击的反响来判断病变的情况,主要用于胸部范围较广泛的病变。

2. 正常肺部叩诊音 正常情况下肺部叩诊音为清音,其音响强弱和音调高低与肺泡含气量、胸壁厚薄以及邻近器官的影响有关。前胸上部比下部稍浊;右上肺叩诊较左上肺稍浊;左腋前线下方因靠近胃泡叩诊呈鼓音;右腋下部因受肝脏影响叩诊稍浊;背部较前胸部稍浊(图6-5)。

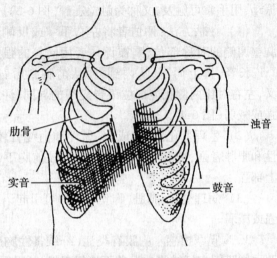

图6-5 正常前胸部叩诊音

3. 肺界的叩诊

(1)肺上界:即肺尖的上界,其内侧为颈肌,外侧为肩胛带。

1)评估方法:自斜方肌前缘中央部开始,叩诊为清音,逐渐叩向外侧,当清音变为浊音时,即为肺上界的外侧终点。然后由中央部逐渐叩向内侧,清音变为浊音时,即为肺上界的内侧终点。

2)正常范围:清音带的宽度即为肺尖的宽度,正常为4~6cm。右侧较左侧稍窄(图6-6)。

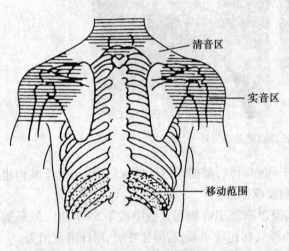

图6-6 正常肺尖宽度与肺下界的移动范围

(2)肺前界:正常右肺前界在胸骨右缘位置;左肺前界在胸骨旁线第4~6肋间隙处,相当于心绝对浊音界。

(3)肺下界:通常在两侧锁骨中线、腋中线和肩胛线上叩诊。

1)评估方法:嘱被评估者平静呼吸,从肺野的清音区(一般前胸从第2或第3肋间隙,后胸从肩胛线第8肋间隙)开始叩诊,向下叩至浊音或实音时为肺下界。

2)正常范围:两侧肺下界大致相同。正常平静呼吸时,肺下界位于锁骨中线第6肋间隙、腋中线第8肋间隙、肩胛线第10肋间隙。正常肺下界的位置可因体型、发育情况不同而有差异,如矮胖者可上移1个肋间隙,瘦长者可下移1个肋间隙。

(4)肺下界的移动范围:相当于呼吸时膈肌的移动范围。

1)评估方法:首先于平静呼吸时在肩胛线上叩出肺下界,作一标记,嘱被评估者深吸气后屏住呼吸的同时,沿该线继续向下叩诊,当由清音变为浊音时,即为肩胛线上肺下界的最低点,做标记。当被评估者恢复平静呼吸后,同样先于肩胛线上叩出平静呼吸时的肺下界,再嘱作深呼气并屏住呼吸,然后再由下向上叩诊,直至浊音变为清音时,即为肩胛线上肺下界的最高点,做标记。

2)正常范围:最高与最低两点间的距离即肺下界的移动范围,正常为6~8cm(图6-6)。

侧卧位的胸部叩诊

　　侧卧位时一侧胸部靠近床面会影响叩诊音,近床面的胸部可叩得一条相对浊音或实音带。在该带上方区域由于腹腔脏器的压力影响,使靠近床面一侧的膈肌升高,可叩诊出一粗略的浊音三角区,其底朝向床面,其尖指向脊柱。侧卧时脊柱弯曲,靠近床面一侧的胸廓肋间隙增宽,朝上一侧的胸廓肋骨靠拢肋间隙变窄,所以在朝上一侧的肩胛角尖端处可叩得一相对的浊音区,撤去枕头后由于脊柱伸直,此浊音区消失。可嘱被评估者作另侧侧卧位,再行评估以证实侧卧体位对叩诊音的影响(图6-7)。

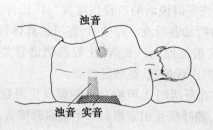

图6-7　侧卧位的叩诊音

（四）听诊

1. 听诊方法　被评估者取坐位或卧位,微张口作均匀的呼吸,必要时深呼吸或咳嗽。由肺尖开始,从前胸到侧胸,再到背部。听诊前胸应沿锁骨中线和腋前线,听诊侧胸应沿腋中线和腋后线,听诊后胸应沿肩胛线,自上而下逐一肋间进行,而且要在上下、左右对称的部位进行对比。

2. 正常呼吸音　包括支气管呼吸音、支气管肺泡呼吸音、肺泡呼吸音(图6-8)。区别三种呼吸音见表6-1。

3. 啰音　是呼吸音以外的附加音,正常情况下不存在。

（1）干啰音:①音调较高,持续时间较长。②吸气与呼气均可听到,但以呼气时明显。③强度、性质和部位容易改变。

（2）湿啰音:①断续而短暂,一次常连续多个出现。②吸气时和吸气末较明显。③部位较固定,性质不易变化。④中、细湿啰音可同时存在。⑤咳嗽后可减轻或消失。

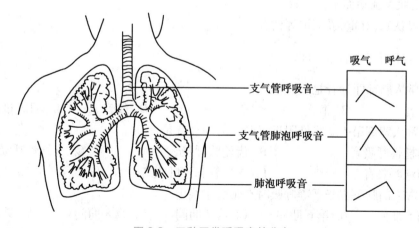

图6-8　三种正常呼吸音的分布

表 6-1　三种正常呼吸音的区别

	支气管呼吸音	支气管肺泡呼吸音	肺泡呼吸音
产生机制	空气经声门、气管、主支气管时形成湍流产生的声音	兼有支气管呼吸音和肺泡呼吸音的形成机制	空气在细支气管及肺泡内进出,使肺泡壁震动产生的声音
正常听诊区域	喉部、胸骨上窝、背部第 6、7 颈椎及第 1、2 胸椎附近	胸骨角附近、肩胛间区第 3、4 胸椎水平	除支气管呼吸音与支气管肺泡呼吸音听诊区域外的大部分肺野
听诊特点	似舌尖顶上腭的"哈"音,粗糙、音调高、呼气时相较长	介于两者之间	似上齿咬下唇的"夫"音,较柔和、音调低、吸气时相较长

4. 语音共振　嘱被评估者按平时说话的声音强度发"yi"长音,喉部发声产生的振动经气管、支气管、肺泡传至胸壁,由听诊器听及。评估时,将听诊器体件轻放在两侧胸壁的对称部位,嘱被评估者用同等的强度重复发"yi"长音,比较两侧语音共振的异同、增强或减弱。一般在气管和支气管附近听到的声音最强,在肺底较弱。

5. 胸膜摩擦音　正常胸膜在呼吸时无声响。当胸膜发生炎症时,由于纤维蛋白渗出,脏层和壁层两层胸膜表面粗糙,随呼吸互相摩擦而产生胸膜摩擦音。

（1）听诊部位:胸膜的任何部位,最常听到的部位是前下侧胸壁。

（2）听诊特点:吸气和呼气均可听到,一般以吸气末或呼气初最为明显,屏气即消失,深呼吸或听诊器加压声音增强。当胸膜腔内积液增多,将两层胸膜分开时,摩擦音可消失。

任务三　学生分组练习,互相评估,并记录评估结果。

任务四　教师巡回指导。

任务五　借助心肺听诊模拟人听诊正常呼吸音、异常呼吸音、干湿啰音、胸膜摩擦音。

任务六　教师抽查学生掌握情况并进行矫正、点评,进一步强化技能的掌握。

任务七　教师进行总结与反馈。

任务八　学生完成实训报告书写。

【实训注意事项】

1. 保持环境安静,避免嘈杂声音的影响,同时应该有良好的自然光线。

2. 被评估者充分暴露胸部,室内应温度适宜,听诊器的体件在使用前应保持温暖,以避免寒冷诱发肌肉颤动而干扰听诊。

3. 严肃认真,尊重、爱护被评估者。

【强化练习】

1. 正常人肺部叩诊音是

A. 浊音　　　　　B. 清音　　　　　C. 实音　　　　　D. 鼓音　　　　　E. 过清音

2. 正常人背部第 1、2 胸椎附近可闻及的呼吸音是

A. 粗糙性呼吸音　　　　　　B. 齿轮状呼吸音　　　　　　C. 支气管呼吸音

D. 肺泡呼吸音　　　　　　E. 支气管肺泡呼吸音

3. 正常人的肺下界于平静呼吸时在锁骨中线上

A. 第 5 肋间　　B. 第 6 肋间　　C. 第 7 肋间　　D. 第 8 肋间　　E. 第 9 肋间

4. 最易听到胸膜摩擦音的部位是

A. 肺尖　　　　B. 肩胛间区　　　　C. 前胸壁　　　　D. 前下侧胸壁　　　　E. 上胸部

5. 关于肺和胸膜触诊以下哪项不正确

A. 应在胸壁对称部位评估　　　　　　　　B. 以手掌尺侧缘进行评估

C. 胸廓扩张度评估时被评估者应做深呼吸　　D. 胸膜摩擦感与呼吸无关

E. 胸膜摩擦感以胸廓的下前侧部较易触及

【考核标准】（表 6-2）

表 6-2　肺脏评估考核标准

项目/分			具体内容和要求	满分	得分	备注
操作前准备 （5）			着装整洁,仪表端庄,洗手	1		
			用物备齐,摆放有序	1		
			核对被评估者姓名、床号	1		
			介绍自己及将要进行的评估,取得合作	1		
			协助被评估者取坐位或仰卧位,正确暴露评估部位 站在被评估者右侧	1		
视诊（10）			呼吸运动	2		
			呼吸频率（最少 30s）	4		
			呼吸深度	2		
			呼吸节律	2		
触诊 （30）	胸廓扩 张度	前胸	两手掌面平放于胸廓前下部	2		
			两手拇指分别沿两侧肋缘指向剑突,拇指尖在前正中线两侧对称部位,其余四指伸展平置于两侧前胸壁	2		
			嘱被评估者做深呼吸运动,观察比较两侧活动度是否一致	2		
		后胸	两手掌面平放于背部肩胛下区对称部位,约第10肋骨水平	2		
			两手拇指与后正中线平行,并将两侧皮肤向后正中线轻推,其余四指置于两侧后胸壁	2		
			嘱被评估者做深呼吸运动,观察比较两侧活动度是否一致	2		
	语音 震颤	部位	前胸:上、中、下肺野	2		
			后胸:肩胛间区（上、下）、肩胛下区（内、外）	2		
		顺序	自上而下,从内到外,左右对比	2		
		手法	将左右手掌或尺侧缘轻放在胸壁的对称部位	2		
			嘱被评估者用同等的强度重复发"yi"长音	2		
			比较两手感触到语音震颤的异同、增强或减弱	2		

项目/分			具体内容和要求	满分	得分	备注
触诊 (30)	胸膜 摩擦感	部位	胸廓的下前侧部	2		
		手法	将双手掌轻贴于两侧胸壁的对称部位	2		
			嘱被评估者做深呼吸,感受有无胸膜摩擦感	2		
叩诊 (30)	对比 叩诊	部位	前胸:从锁骨上窝开始,自第一肋间从上至下逐一肋间进行叩诊	2		
			侧胸:被评估者举起上臂置于头部,自腋窝开始向下逐一肋间叩诊至肋缘	2		
			后胸:被评估者向前稍低头,双手交叉抱肘,自肺尖开始叩诊	2		
		顺序	自上而下,左右对比	2		
		手法	左手中指第二指节作为板指,紧贴被叩击部位表面,余部位微微抬起	2		
			右手中指指端垂直叩击左手中指第二指节前端或第一、二指节间的指关节,以右腕关节和掌指关节活动为主	2		
			叩诊指不能与板指一起移动	2		
	肺下界		双侧锁骨中线	2		
			双侧腋中线	2		
			双侧肩胛线	2		
	肺下界 移动 范围		先于平静呼吸时在肩胛线上叩出肺下界	2		
			嘱被评估者深吸气后屏住呼吸的同时,沿该线继续向下叩诊,当由清音变为浊音时,即为肩胛线上肺下界的最低点,做标记	2		
			当被评估者恢复平静呼吸后,同样先于肩胛线上叩出平静呼吸时的肺下界	2		
			再嘱作深呼气并屏住呼吸,然后再由下向上叩诊,直至浊音变为清音时,即为肩胛线上肺下界的最高点,做标记	2		
			能讲述最高与最低两点间的距离即肺下界的移动度	2		
听诊 (20)	呼吸音	部位	锁骨中线→腋前线→腋中线→腋后线→肩胛间区→肩胛下区	3		
		顺序	自上而下,左右对比	3		
		内容	呼吸音、异常呼吸音	2		
	啰音	干啰音	判断有或无	2		
		湿啰音	判断有或无	2		
	胸膜 摩擦音		判断有或无	2		

续表

项目/分			具体内容和要求	满分	得分	备注
听诊 (20)	语音 共振	部位	前胸:上、中、下肺野	1		
			后胸:肩胛间区(上、下)、肩胛下区(内、外)	1		
		顺序	自上而下,从内到外,左右对比	1		
		手法	将听诊器体件轻放在两侧胸壁的对称部位	1		
			嘱被评估者用同等的强度重复发"yi"长音	1		
			比较两侧语音共振的异同、增强或减弱	1		
整体评估 (5)			操作熟练	1		
			顺序、手法正确	2		
			人文关怀	2		
共计				100		

（张瑞霞）

实训七

心脏和血管评估

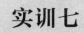

1. 掌握:心脏和血管评估的内容和方法。
2. 熟悉:心脏和血管评估的正常表现。
3. 了解:心脏和血管评估中异常表现的临床意义。
4. 学会对被评估者进行正确的心脏和血管评估。
5. 具有准确地判断评估结果的能力,在评估中养成认真、细致的工作作风,培养爱伤观念。

导入情景

病人,男,65岁。半年前出现夜间阵发性呼吸困难,5d前因感冒出现咳嗽、咳白色泡沫痰,呼吸困难加重,夜间发作频繁,不能平卧,遂来院就诊。查体:T 36.8℃,P 120 次/min,R 34 次/min,BP 190/105mmHg,两肺底可闻及湿啰音,腹部和神经评估未见明显异常。高血压病史 15 年。请思考:

1. 如何判断病人的病情?
2. 病人可能出现哪些心脏体征? 应该如何进行评估?

【思维导图】（图7-1）

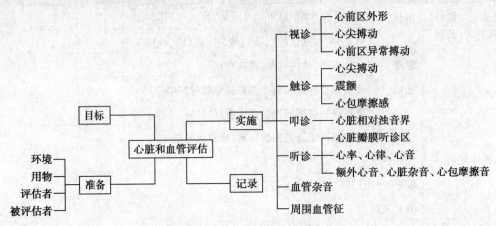

图7-1　心脏和血管评估思维导图

【实训准备】

1. 环境准备

（1）清洁、安静。

（2）光线充足，室温适宜。

（3）准备布帘或屏风，关好门窗。

2. 用物准备

（1）听诊器、心肺听诊模拟人。

（2）评估记录单、直尺、笔。

（3）免洗手消毒剂。

3. 评估者准备

（1）确认被评估者信息。

（2）衣帽整齐，举止端庄，态度和蔼，洗手并消毒双手。

4. 被评估者准备

（1）评估前禁止吸烟和饮用咖啡，并且在安静环境下休息5~10min。

（2）取平卧位或坐位，必要时可变换体位，充分暴露胸部。

【实训内容】

1. 心脏的视诊、触诊、叩诊、听诊。

2. 血管评估。

3. 心脏和血管评估的正常表现及异常体征的临床意义。

【实训流程】

任务一　教师运用多媒体视频展示心脏和血管评估，学生观摩。

任务二　教师示教心脏和血管评估内容和方法。

一般按视诊、触诊、叩诊、听诊的顺序进行评估。

（一）视诊

评估者站在被评估者右侧,视线自上向下,必要时视线与胸廓同高或与搏动点呈切线位置。

1. 心前区外形　正常人胸廓前后径、横径左右应基本对称,心前区外形与对侧胸部相应部位基本对称。评估时应注意与心脏有关的胸廓畸形情况,如异常时可出现心前区隆起或饱满、心前区凹陷。

2. 心尖搏动　正常成人心尖搏动位于第5肋间,左锁骨中线内侧0.5~1.0cm处,搏动范围的直径为2.0~2.5cm。胸壁较厚或女性乳房悬垂时,心尖搏动不易看到,需要结合触诊判断。某些生理或病理因素可导致心尖搏动位置改变、强度与范围改变,负性心尖搏动。

3. 心前区异常搏动　正常人心前区无异常搏动。

（二）触诊

通常以全手掌、手掌尺侧或示指和中指指腹并拢同时触诊,必要时也可单指指腹触诊。

1. 心尖搏动　评估者先用右手全手掌置于心前区,注意心尖搏动的位置,然后逐渐缩小至用手掌尺侧(小鱼际)或示指和中指指腹并拢同时触诊,确定心尖搏动的准确位置、强度和范围,是否弥散,有无抬举性心尖搏动。也可以结合听诊以确定第一、第二心音或收缩期、舒张期。

2. 震颤　用手掌或手掌尺侧缘触诊心前区,特别是心尖部、胸骨右缘第2肋间、胸骨左缘第2肋间和胸骨左缘第3、4肋间等部位,触到一种细小振动感,犹如猫呼吸时在其气管附近触摸到的感觉,即为震颤,提示心脏或大血管有器质性病变。

3. 心包摩擦感　用手掌或手掌尺侧缘在心前区或胸骨左缘第3、4肋间触诊,可触及粗糙摩擦感,多呈收缩和舒张期双相,以收缩期、坐位前倾和呼气末期更为明显,与呼吸无关(屏住呼吸时心包摩擦感不消失)。正常人无心包摩擦感,当心包发生炎症时,由于纤维素的沉着,使脏、壁层心包膜均变粗糙,随着心脏的搏动而互相摩擦发生震动,可在心前区触及即为心包摩擦感。

（三）叩诊

用于确定心界大小及其形状。心脏左、右缘被肺遮盖的部分叩诊呈相对浊音,而不被肺遮盖的部分叩诊呈绝对浊音,分别称为心脏的相对和绝对浊音界(图7-2)。通常心脏相对浊音界反映心脏的实际大小。

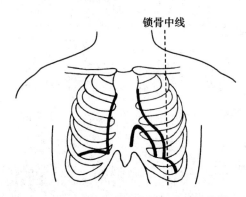
图7-2　心脏的相对浊音界和绝对浊音界

1. 叩诊方法　采用间接叩诊法,被评估者一般取平卧位。评估者以左手中指作为叩诊板指,板指与肋间平行放置,如果被评估者坐位时,评估者板指与肋间垂直,必要时分别进行坐、卧位叩诊,并且注意两种体位时心浊音界的不同改变。叩诊时,板指平置于心前区拟叩诊的部位,以右手中指均匀叩击板指,叩诊方向与叩诊部位的体表垂直,叩诊时以腕关节与掌指关节的活动为主,并且由外向内逐渐移动板指,以听到声音由清变浊来确定心浊音界,叩诊时板指每次移动距离不宜过大。通常测定左侧的心浊音界用轻叩诊法较为准确,而右侧叩诊宜使用较重的叩诊法,叩诊时要根据被评估者胖瘦程度等调整力度。

2. 叩诊顺序　一般先叩左界,后叩右界。叩心左界时,从心尖搏动外2~3cm处开始,由外向内,至叩诊音由清音变为相对浊音时,用笔作一标记,逐一肋间向上,直至第2肋间。叩诊心右界时,先叩出肝上界,自其上一肋间开始,由外向内,逐一肋间向上至第2肋间。对各肋间叩得的浊音界逐一作出标记,用直尺测量各标记点与前正中线的垂直距离,再测量左锁骨中线距前正中线的距离。

3. 正常心浊音界 正常心脏左界在第2肋间起向外逐渐形成一外凸的弧形,直至第5肋间。右界各肋间几乎与胸骨右缘一致,仅第4肋间略超过胸骨右缘。正常成人左锁骨中线至前正中线的距离为8~10cm。以心浊音界线与前正中线的垂直距离表示正常成人相对浊音界(表7-1)。

表7-1 正常成人心脏相对浊音界

右界/cm	肋间	左界/cm
2~3	II	2~3
2~3	III	3.5~4.5
3~4	IV	5~6
	V	7~9

注:左锁骨中线距前正中线8~10cm。

4. 心浊音界改变 叩诊发现心浊音界改变可考虑心脏本身病变和心脏以外因素的影响。

（四）听诊

1. 体位 被评估者多取卧位或坐位,为了更好地辨别心音或杂音,有时需被评估者改变体位。对疑有二尖瓣狭窄者,取左侧卧位;对疑有主动脉瓣关闭不全者,取坐位且上半身前倾。

2. 心脏瓣膜听诊区 通常有5个(图7-3,表7-2)。

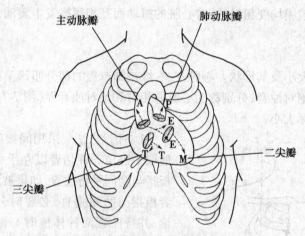

图7-3 心脏瓣膜解剖部位及其在胸壁的投影

表7-2 心脏瓣膜听诊区及位置

听诊区	位置
二尖瓣区	心尖搏动最强点,又称心尖区
肺动脉瓣区	胸骨左缘第2肋间
主动脉瓣区	胸骨右缘第2肋间
主动脉瓣第二听诊区	胸骨左缘第3肋间
三尖瓣区	胸骨下端左缘(胸骨左缘第4、5肋间)

3. 听诊顺序　心脏瓣膜听诊通常可以从心尖区开始,逆时针方向依次听诊,即二尖瓣区、肺动脉瓣区、主动脉瓣区、主动脉瓣第二听诊区、三尖瓣区。

4. 听诊内容　包括心率、心律、心音、额外心音、心脏杂音和心包摩擦音。

(1) 心率:为每分钟心搏次数。正常成人在安静、清醒的情况下心率范围为 60～100 次/min,老年人偏慢,女性稍快,儿童较快,3 岁以下儿童多在 100 次/min 以上。成人心率超过 100 次/min,婴幼儿心率超过 150 次/min,称心动过速。心率低于 60 次/min 称心动过缓。

(2) 心律:为心脏跳动的节律。正常人心律基本规则,部分青年人的心律在吸气时可增快,呼气时可减慢,称为窦性心律不齐,一般无临床意义。听诊心律可以发现心律失常,最常见的是期前收缩和心房颤动。

(3) 心音:按其在心动周期中出现的先后依次命名为第一心音(S_1)、第二心音(S_2)、第三心音(S_3)和第四心音(S_4)。通常只能听到 S_1 和 S_2,儿童和青少年期也可听到 S_3,S_4 一般不易听到,如听到 S_4,多数属病理性。

1) 心音听诊特点:正常心音的特点见表 7-3。

2) S_1 和 S_2 的判断要点:①S_1 音调较 S_2 低,时限较长,在心尖区最响;S_2 时限较短,在心底部较响。②S_1 至 S_2 的距离较 S_2 至下一心搏 S_1 的距离短。

表 7-3　心音听诊特点

心音	听诊特点
第一心音	音调较低钝,强度较响,历时较长(持续约 0.1s),与心尖搏动同时出现,在心尖部最响
第二心音	音调较高而脆,强度较 S_1 弱,历时较短(持续约 0.08s),不与心尖搏动同步,在心底部最响
第三心音	音调轻而低,持续时间短(约 0.04s),局限于心尖部或其内上方,仰卧位、呼气时较清楚
第四心音	心尖部及其内侧较明显,低调,沉浊而弱。属病理性

3) 心音改变:听诊心音时注意有无心音改变,包括强度和性质、有无心音分裂。

(4) 额外心音:在正常 S_1 和 S_2 之外听到的病理性附加音,与心脏杂音不同,多数为病理性,大部分出现在 S_2 之后即舒张期,与原有心音 S_1、S_2 构成三音律,如奔马律、开瓣音和心包叩击音等;也可出现在 S_1 之后即收缩期,如收缩期喷射音。少数可出现两个附加心音,构成四音律。

(5) 心脏杂音:杂音听诊有一定难度,应根据以下要点进行仔细辨别并分析:

1) 最响部位:一般杂音在某瓣膜听诊区最响,病变位于该区相应的瓣膜。

2) 出现时期:发生在第一心音和第二心音之间的杂音称收缩期杂音;发生在第二心音与下一次心搏的第一心音之间的杂音称舒张期杂音;连续出现在收缩期和舒张期的杂音称连续性杂音;收缩期和舒张期均出现但不连续的杂音称双期杂音。

3) 性质:杂音的性质常以吹风样、隆隆样、叹气样、机器样、喷射样、乐音样和鸟鸣样等来形容。杂音按音调高低可分为柔和、粗糙两种,功能性杂音较柔和,器质性杂音较粗糙。不同音调和音色的杂音,反映不同的病变。

4) 强度:收缩期杂音强度一般采用 Levine 6 级分级法(表 7-4)。记录杂音强度时,以杂音的级别为分子,6 为分母,如响度为 2 级,记为 2/6 级杂音。

5) 传导:杂音越响,传导越广。可根据杂音的最响部位和传导方向来判断杂音的来源及性质(表 7-5)。

表 7-4　心脏杂音强度分级

级别	听诊特点	震颤
1	微弱,安静环境下必须仔细听诊才能听到	无
2	较易听到,不太响亮	无
3	杂音明显,较响亮	无
4	杂音响亮	有
5	很响亮的杂音,但听诊器离开胸壁即听不到	明显
6	杂音震耳,即使听诊器离开胸壁一定距离也能听到	明显

表 7-5　主要心脏杂音听诊部位和传导

病变	时期	最响部位	传导
二尖瓣关闭不全	收缩期	心尖部	左腋下、左肩胛下区
主动脉瓣关闭不全	舒张期	主动脉瓣第二听诊区	胸骨下端、心尖部
主动脉瓣狭窄	收缩期	主动脉瓣区	颈部、胸骨上窝
肺动脉瓣关闭不全	舒张期	肺动脉瓣区	胸骨左缘第 3 肋间
二尖瓣狭窄	舒张期	心尖部	不传导
肺动脉瓣狭窄	收缩期	胸骨左缘第 2 肋间	不传导
室间隔缺损	收缩期	胸骨左缘第 3、4 肋间	不传导

6) 体位、运动、呼吸对杂音的影响:采取某一特定的体位或体位改变、运动后,深吸气或呼气、屏气等动作可使某些杂音增强或减弱,有助于杂音的辨别。

(6) 心包摩擦音:临床意义同心包摩擦感。可在心前区特别是胸骨左缘第 3、4 肋间听到,坐位前倾或呼气末更明显。性质粗糙,高音调、呈搔抓样,与心搏一致,与呼吸无关,屏气时摩擦音仍存在。

(五) 血管杂音及周围血管征

1. 血管杂音　包括静脉杂音和动脉杂音。

2. 周围血管征　主要由于脉压增大所致,可见于主动脉瓣重度关闭不全、甲状腺功能亢进症和严重贫血。

(1) 水冲脉:评估者握紧被评估者手腕掌面,示指、中指、环指指腹触于桡动脉上,将其前臂高举超过头部,有水冲脉者可使评估者明显感知犹如水冲的脉搏。

(2) 枪击音:将听诊器膜型体件置于股动脉处,可听到与心跳一致的短促、如射枪的"Ta-Ta"音。

(3) Duroziez 双重杂音:将听诊器体件置于股动脉上,稍加压力,可听到收缩期与舒张期皆出现的杂音,呈吹风样。

(4) 毛细血管搏动征:用手指轻压被评估者指甲末端,或以玻片轻压口唇黏膜,使局部发白,如见发白的部分边缘随心脏搏动发生规律的红、白交替改变,即为毛细血管搏动征。

任务三　学生分组练习,互相评估,并记录评估结果。

任务四　教师巡回指导。

任务五　借助心肺听诊模拟人听诊心率、心律、心音、额外心音、杂音和心包摩擦音等。

任务六　教师抽查学生掌握情况,并进行矫正、点评,进一步强化技能的掌握。

任务七　教师进行总结与反馈。

任务八　学生完成实训报告书写。

【实训注意事项】

1. 被评估者取仰卧位或坐位,根据需要还可取左侧卧位或前倾坐位。

2. 保持环境安静,避免嘈杂声音的影响,同时应该有良好的自然光线,光线最好来源于左侧。

3. 被评估者充分暴露胸部,室内应温度适宜,室温不低于20℃。

4. 心脏叩诊时根据被评估者胖瘦程度,采取适当力度,用力要均匀,过强或过轻的叩诊均不能叩诊出心脏的正确大小。

5. 听诊时,注意力要集中,听诊器的体件在使用前应保持温暖,以避免寒冷诱发肌肉颤动而干扰听诊;听诊器的体件应紧贴于皮肤但不要加压;不能隔着衣服进行心脏听诊。

【强化练习】

1. 正常心尖搏动位于

A. 左锁骨中线第4肋间隙处　　　　　　　B. 左锁骨中线第4肋间内侧0.5~1.0cm

C. 左锁骨中线第4肋间外侧0.5~1.0cm　　D. 左锁骨中线第5肋间内侧0.5~1.0cm

E. 左锁骨中线第5肋间外侧0.5~1.0cm

2. 正常心脏的叩诊音为

A. 清音　　　　B. 浊音　　　　C. 实音　　　　D. 鼓音　　　　E. 过清音

3. 反映心脏实际大小的浊音界是

A. 绝对浊音界　　　　　B. 相对浊音界　　　　　C. 心下浊音界

D. 心上浊音界　　　　　E. 绝对浊音界加相对浊音界

4. 主动脉瓣第二听诊区位于

A. 心尖区　　　　　B. 胸骨右缘第2肋间　　　　C. 胸骨左缘第2肋间

D. 胸骨右缘第3、4肋间　　E. 胸骨左缘第3、4肋间

5. 关于第一心音的听诊特点,不正确的是

A. 音调较低钝　　　　　B. 持续时间短　　　　　C. 音响强度较响

D. 在心尖部最响　　　　E. 与心尖搏动同时出现

【考核标准】(表7-6)

表7-6　心脏评估考核标准

项目/分	具体内容和要求	满分	得分	备注
操作前准备 (5)	着装整洁,仪表端庄,洗手	1		
	用物备齐,摆放有序	1		
	核对被评估者姓名、床号	1		
	介绍自己及将要进行的评估,取得合作	1		
	协助被评估者取坐位或仰卧位,正确暴露评估部位 站在被评估者右侧	1		

续表

项目/分		具体内容和要求	满分	得分	备注
视诊（15）	心前区隆起	站在被评估者右侧,视线自上向下,必要时视线与胸廓同高,观察有无心前区隆起	2		
	心尖搏动	位置	3		
		范围	3		
		强度	2		
		有无负性心尖搏动	2		
	心前区其他搏动	有无胸骨左缘第3、4肋间搏动	1		
		有无剑突下搏动	1		
		有无心底部搏动	1		
触诊（20）	触诊顺序	二尖瓣区→肺动脉瓣区→主动脉瓣区→主动脉瓣第二听诊区→三尖瓣区	5		
	心尖搏动	用示指和中指指腹并拢触诊	2		
		位置	1		
		范围	1		
		强度	1		
	震颤	用手掌或手掌尺侧缘平贴于各瓣膜区	2		
		部位	1		
		时相	1		
		临床意义	1		
	心包摩擦感	用手掌或手掌尺侧缘平贴	1		
		心前区或胸骨左缘第3、4肋间	2		
		描述最佳触诊条件(前倾位、收缩期、呼气末、屏住呼吸)	2		
叩诊（25）	手法	左手中指为叩诊板指,平置于心前区拟叩诊部位	1		
		左手中指第二指节紧贴皮肤,余部位微微抬起	2		
		平卧时,板指与肋间平行放置(坐位时,板指与肋间垂直)	1		
		右手中指垂直均匀轻叩板指,以右腕关节和掌指关节活动为主,避免肘关节和肩关节参与活动	2		
	顺序	先叩心左界,后叩心右界	2		
		由下而上	1		
		由外向内	1		
	左界	叩心左界时,从心尖搏动外2~3cm处开始	1		
		叩诊音由清音变为浊音时确定心浊音界	2		
		逐一肋间向上,直至第2肋间	2		
	右界	先于右侧锁骨中线叩出肝上界	1		
		然后自其上一肋间开始,由外向内	2		
		逐一肋间向上叩诊,至第2肋间	2		

续表

项目/分		具体内容和要求		满分	得分	备注
叩诊 (25)	标记和判断	叩出心脏相对浊音界,并在胸廓体表作出标记		1		
		用直尺测量各标记点与前正中线的垂直距离		1		
		测量左锁骨中线距前正中线的距离		1		
		记录并报告心界是否改变		2		
听诊 (30)	顺序	心尖区(二尖瓣区)→肺动脉瓣区→主动脉瓣区→主动脉瓣第二听诊区→三尖瓣区		5		
	内容	心率(数30s)		2		
		判断心律(齐、不齐)		3		
		判断心音(正常、异常)		3		
		心脏杂音(有、无)		3		
		有心脏杂音	部位	2		
			时期	2		
			性质	2		
			强度	2		
			传导方向	2		
		额外心音		2		
		心包摩擦音		2		
整体评估(5)		操作熟练		1		
		顺序、手法正确		2		
		人文关怀		2		
共计				100		

(张瑞霞)

实训八

腹 部 评 估

学习目标

1. 掌握:腹部的体表标志与分区、腹部评估的方法和内容。
2. 熟悉:腹部的正常与异常评估结果的表现。
3. 了解:腹部评估中异常体征的临床意义。
4. 学会对被评估者进行腹部评估,并判断是否存在异常体征。
5. 具有准确地判断评估结果的能力,在评估中养成认真、细致的工作作风,培养爱伤观念。

> **导入情景**

病人,男,52 岁。肝硬化病史 2 年,近 1 周常感觉疲乏无力、腹部不适,尿少、双下肢水肿。入院后体格检查,结果显示:T 36.8℃,P 110 次/min,R 20 次/min,BP 90/60mmHg。神志清楚,肝病面容,巩膜黄染,两手肝掌明显,心肺检查未发现异常。肝肋缘下未触及,脾肋缘下 2cm;腹部膨隆,腹壁静脉曲张,下肢凹陷性水肿。请思考:

1. 护士在对病人进行身体评估时还应注意哪些腹部体征?
2. 病人可能出现了什么情况?
3. 请列出该病人的主要护理诊断及医护合作性问题。

【思维导图】(图 8-1)

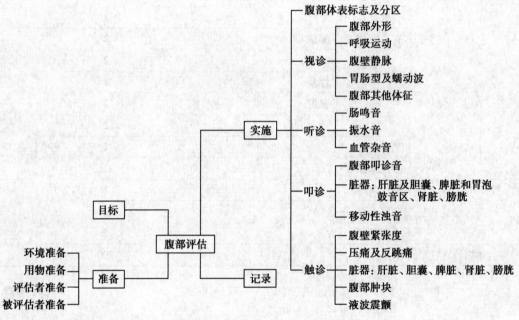

图 8-1　腹部评估思维导图

【实训准备】

1. 环境准备
(1) 环境清洁、安静。
(2) 光线充足,室温适宜。
(3) 准备布帘或屏风,关好门窗。

2. 用物准备
(1) 软尺、听诊器、腹部触诊模拟人。
(2) 评估记录单、笔。
(3) 免洗手消毒剂。

3. 评估者准备
(1) 自我介绍,确认被评估者信息,告知其进行检查的方法及意义,取得信任和合作。
(2) 衣帽整齐,剪短指甲,举止端庄,态度和蔼,洗手并消毒双手。

4. 被评估者准备

（1）评估前排空膀胱，松腰带。

（2）取仰卧位，充分暴露腹部（上至剑突，下至耻骨联合），手臂自然地置于身体两侧。

（3）训练腹式呼吸。

【实训内容】

1. 腹部的体表标志与分区。

2. 腹部评估方法及评估要点。

3. 腹部评估的临床意义。

【实训流程】

任务一 教师运用多媒体视频展示腹部评估内容及方法，学生观摩。

任务二 教师示教腹部评估的内容和方法。

腹部评估是身体评估中重要的评估内容之一，评估方法为视诊、触诊、叩诊和听诊，尤以触诊最为重要。评估腹部时，为避免肠蠕动增加对肠鸣音的影响，腹部评估一般按视诊、听诊、叩诊、触诊的顺序进行。

（一）腹部的体表标志与分区

1. 体表标志（图 8-2）

（1）肋弓下缘：由第 8~10 肋软骨连接形成的肋弓，其下缘为腹部体表的上界，常用于腹部分区、肝脾的测量和胆囊的定位等。

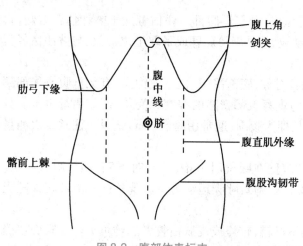

图 8-2 腹部体表标志

（2）剑突：胸骨下端的软骨，是腹部体表的上界，通常作为肝脏测量的标志。

（3）腹上角：两侧肋弓与剑突根部的夹角，常用于体型的判断和肝脏的测量。

（4）腹中线：为前正中线（胸骨中线）的延续，为腹部四区分法的垂直线，此处易有白线疝。

（5）腹直肌外缘：相当于锁骨中线在腹部的延续，常为手术切口和胆囊点的定位。

（6）脐：腹部中心，平对第 3~4 腰椎之间，为腹部四区分法的标志。此处易有脐疝。

（7）髂前上棘：髂嵴前方的凸出点，为腹部九区分法的标志和骨髓穿刺的部位。

（8）腹股沟韧带：腹部体表的下界，位于髂前上棘与耻骨结节之间的腹股沟深面，此处是寻找股动脉和股静脉的标志，也是腹股沟疝通过的部位。

（9）耻骨联合：两耻骨间的纤维软骨连接，其与耻骨共同构成腹部体表的下界。

（10）肋脊角：是背部两侧第 12 肋骨与脊柱的夹角，为评估肾区压痛、叩击痛的部位。

2. 腹部分区 有四区和九区两种分法。

（1）四区分法:通过脐分别做一条水平线和一条垂直线,两线相交将腹部分为四区(图8-3)。

（2）九区分法:两侧肋弓下缘、两侧髂前上棘连线为两条水平线,与通过左右髂前上棘至腹中线连线的中点的垂直线相交后,将腹部分为九区(图8-4)。

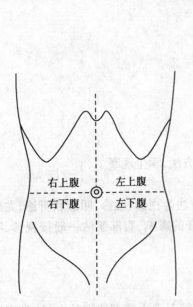

图8-3　腹部体表分区(四区分法)

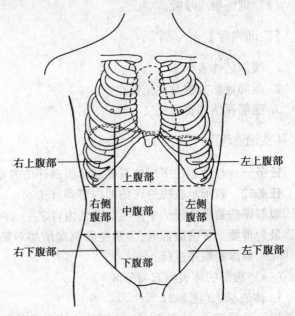

图8-4　腹部体表分区(九区分法)

（二）视诊

进行视诊前,被评估者应取低枕仰卧位,充分暴露腹部。评估者立于被评估者右侧,自上而下视诊。为便于观察细小隆起或蠕动波,评估者可屈膝或采取坐位,视线与被评估者腹部侧缘平齐,从侧面呈切线方向观察。

1. 腹部外形　注意观察腹部外形是否对称,腹部平坦、低平或饱满;有无全腹或局部膨隆、凹陷。如有腹腔积液或腹部包块时,为观察腹部膨隆的程度和变化,还需测量腹围。具体方法:用软尺经脐绕腹一周,测得的周长即为腹围,通常用厘米(cm)记录。注意每次测量腹围的体位及条件不变。

2. 呼吸运动　正常人呼吸时可见到腹壁在吸气时上抬,呼气时下陷,即为腹式呼吸。正常男性和儿童以腹式呼吸运动为主,女性以胸式呼吸运动为主。观察被评估者腹式呼吸有无减弱、消失或增强。

3. 腹壁静脉　正常人腹壁静脉一般不显露,较瘦或皮肤白皙者隐约可见。观察腹壁静脉有无曲张及判断曲张静脉血流方向。腹壁静脉明显可见或迂曲变粗者,称腹壁静脉曲张,常见于门静脉高压致循环障碍或上、下腔静脉回流受阻引起侧支循环形成者。腹壁静脉曲张的血流方向评估,有助于判断静脉阻塞的部位。

评估方法:首先选择一段无分支的曲张静脉,评估者将一手示指和中指并拢紧压在该静脉上以阻断血流,然后将一手指紧压静脉并向外滑动,挤空该段静脉内血液,至一定距离后放松该手指,另一手指仍紧压不动,观察静脉是否迅速充盈,如迅速充盈,则表明血流方向是从放松的一端流向紧压手指的一端。再采用同样的方法,放松另一手指,观察静脉充盈速度,即可判断出血流方向(图8-5)。

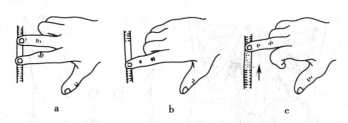

图 8-5 评估静脉血流方向示意图

4. 胃肠型及蠕动波 正常人腹部一般看不到胃肠型及蠕动波,除非腹壁菲薄或松弛的老年人、极度消瘦者或经产妇,有时可见到微弱的蠕动波。当胃肠道发生梗阻时,在梗阻的近端可见到胃型或肠型,当该部位蠕动增强时,可见到蠕动波。为便于观察蠕动波,可从腹部侧面进行观察,也可以轻拍腹壁诱发。

5. 腹部其他体征 观察腹部皮肤的颜色,有无发红、黄疸等;腹部有无色素、腹纹、瘢痕、疝等情况;观察脐部的位置、形状、颜色以及有无异味、炎症或脐疝;观察被评估者的腹部有无搏动,并记录其搏动的位置、范围、方向等。

(三)听诊

腹部听诊主要采用间接听诊法,将听诊器体件置于腹壁上方,全面听诊腹部各区,尤其是上腹部、中腹部、腹部两侧和肝区、脾区。听诊肠鸣音时注意其频率及特征,听诊血管杂音时可将听诊器体件稍加压于腹部。

1. 肠鸣音 肠蠕动时,肠管内的气体和液体随之流动而产生一种断断续续的咕噜声(或气过水声),称肠鸣音。正常情况下,肠鸣音为 4~5 次/min,其频率、声响及音调变异较大。通常选择右下腹部作为肠鸣音听诊部位,至少听诊1min。听诊时注意肠鸣音有无增强、减弱或消失等情况。

2. 振水音 当胃内存留有大量液体和气体时可出现振水音。正常人在餐后或饮较多量液体时可出现振水音。但若在清晨空腹或餐后 6~8h 以上仍有振水音,则提示幽门梗阻或胃扩张。

评估方法:被评估者取仰卧位,评估者将一耳凑近或将听诊器膜型体件放于上腹部,同时用冲击触诊法振动胃部,听诊有无气、液撞击的声音(即振水音,见图8-6)。

3. 血管杂音 腹部血管杂音有动脉性和静脉性杂音两种。腹部血管杂音对疾病的诊断有一定的作用,听诊中应注意中腹部、左右上腹部、下腹部两侧的收缩期血管杂音,脐周或上腹部的静脉性杂音(图8-7)。

(1)动脉性杂音:脐上中腹部的收缩期血管杂音,见于腹主动脉瘤或腹主动脉狭窄;左、右上腹部的收缩期血管杂音则常提示肾动脉狭窄,可见于年轻的高血压病人;左、右下腹部的收缩期血管杂音则考虑髂动脉狭窄。

(2)静脉性杂音:静脉性杂音为一种连续的潺潺声,常出现于脐周或上腹部。若伴有严重的腹壁静脉曲张,常提示为门静脉高压有侧支循环形成。

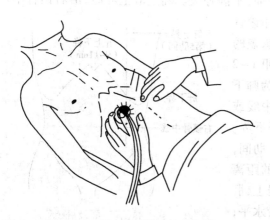

图 8-6 振水音评估方法示意图

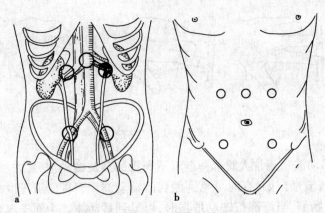

图 8-7　听诊腹部血管杂音的部位
a. 解剖部位示意图；b. 体表部位示意图。

知识链接

搔 刮 试 验

　　被评估者取仰卧位，评估者左手持听诊器膜型体件置于右侧肝脏表面，右手示指在上腹部沿听诊器体件半圆形等距离搔刮腹壁。因实质性脏器对声音的传导优于空腔脏器，因此当未搔刮到肝下缘时，只听到遥远而轻微的声音，当搔刮至肝脏表面时，声音明显增强。该试验常用于肝下缘触诊不清楚时，协助测定肝下缘，有时用于鉴别右上腹肿块是否为增大的肝脏。

（四）叩诊

　　腹部叩诊有直接叩诊法和间接叩诊法两种，以后者常用。叩诊时要求，叩诊手法正确，动作力度适当。

　　1. 腹部叩诊音　正常情况下，腹部大部分区域叩诊呈鼓音。但是在肝脏、脾脏所在部位，增大的膀胱和子宫所占据的部位及两侧腹部近腰肌处叩诊为浊音。叩诊从左下腹开始呈逆时针方向至右下腹部，再到脐部。

　　2. 肝脏与胆囊

　　（1）肝界叩诊：嘱被评估者平卧，双腿稍屈曲，平静呼吸。确定肝上界时，沿右锁骨中线、右腋中线、右肩胛线由肺区向下叩向腹部，叩诊音由清音转为浊音时，即为肝上界，相当于被肺遮盖的肝顶部，又称肝相对浊音界。然后再继续向下叩 1~2 肋间，当浊音转为实音，即为肝绝对浊音界（亦为肺下界）。确定肝下界时，由腹部鼓音区沿右锁骨中线或前正中线向上叩，由鼓音转为浊音时，即为肝下界。匀称体型者的正常肝上界在右锁骨中线上第 5 肋间，肝下界在此线上位于右季肋下缘。二者之间的距离称肝上下径，为 9~11cm（图 8-8）。在右腋中线上，肝上界相当于第 7 肋间，肝下界相当于第 10 肋骨水平；在右肩胛线上，肝上界位于第 10 肋间。

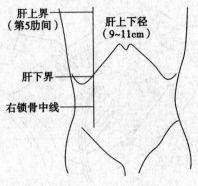

图 8-8　肝上界、肝下界及肝上下径示意图

（2）肝区叩击痛：正常肝脏无叩击痛。评估者左手掌平放于右前胸下部，右手握拳以适当力量叩击左手背。

（3）胆囊叩诊：仅评估胆囊是否有叩击痛，不能用叩诊评估其大小。

3. 脾脏和胃泡鼓音区

（1）脾脏叩诊：宜采用轻叩法。嘱被评估者取仰卧位或右侧卧位，沿左腋中线进行叩诊，由清音变为浊音时为脾上界，由浊音变为鼓音时为脾下界。正常脾浊音区在左腋中线第9~11肋间，长度为4~7cm，前方不超过左腋前线。

（2）胃泡鼓音区：为胃底穹窿含气而形成，位于左前胸下部肋缘以上，约呈半圆形。正常情况下应该存在（排除饱餐后），但是大小受胃泡含气的多少和周围组织器官病变的影响。

4. 肾脏 主要评估肾区叩击痛，正常肾区无叩击痛。

评估方法：嘱被评估者取坐位、侧卧位或俯卧位，评估者左手掌平放于肋脊角处，右手握拳用轻至中等的力量叩击左手背（图8-9）。

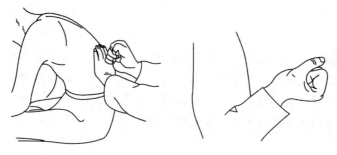

图8-9 肾区叩击痛评估方法示意图

5. 膀胱 膀胱叩诊用于评估膀胱的充盈程度。当膀胱空虚时，在耻骨联合上方叩诊呈鼓音；当膀胱有尿液充盈时，在耻骨联合上方叩诊呈圆形浊音区。

6. 移动性浊音 因体位的变换而出现腹部浊音区变动的现象，称为移动性浊音，可用于判断有无腹腔积液。当腹腔内游离液体在1 000mL以上时，可出现移动性浊音。

评估方法：嘱被评估者取仰卧位，双下肢屈曲，暴露腹部。由于重力的关系，液体积于腹部低处，叩诊呈浊音；腹部中间因肠管内有气体而浮在液面上，叩诊呈鼓音（图8-10）。评估者从腹中部脐平面开始叩向左侧腹部，当由鼓音变为浊音时，板指固定不动。嘱被评估者取右侧卧位，再次叩诊，如此处叩诊音变为鼓音，则表明浊音移动。同样的方法继续向右侧叩诊，叩得浊音后再嘱被评估者向左侧卧位，以核实浊音是否移动。此法可用于鉴别卵巢囊肿与腹水引起的腹部膨隆（图8-11）。

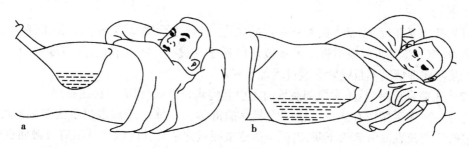

图8-10 移动性浊音
a.平卧位；b.侧卧位。

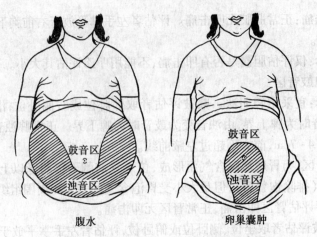

图 8-11　卵巢囊肿和腹水叩诊鉴别示意图

知识链接

水　坑　征

　　水坑征可鉴定出少至 120mL 的游离腹腔积液。评估方法:在病情许可的情况下,嘱被评估者取肘膝位,使脐部处于最低位置。评估者从腹部一侧叩向脐部,若由鼓音转为浊音,则提示有腹腔积液的可能。也可让被评估者取站立位,腹腔液体积于下腹部,此处叩诊呈浊音,液体的上界为浮动的肠管,叩诊呈鼓音。

　　(五) 触诊

　　触诊是腹部评估的重要方法,主要采用浅部触诊法、深部触诊法及钩指触诊法。

　　1. 触诊时注意事项

　　(1) 被评估者通常取仰卧位,头垫低枕,两臂自然放于身体两侧,两腿并拢屈曲稍分开,腹肌放松,并张口做缓慢腹式呼吸。

　　(2) 评估者双手要温暖、动作轻柔,先以全手掌平放于被评估者腹壁,使其适应片刻,并感受其腹壁紧张度。

　　(3) 一般从左下腹开始呈逆时针方向触诊全腹,先左后右,自下而上、由健侧到患侧,先浅部触诊后深部触诊。

　　(4) 边触诊边观察被评估者的反应及面部表情,也可通过与被评估者交谈,转移其注意力,提高触诊效果。

　　2. 触诊内容

　　(1) 腹壁紧张度:正常人腹壁有一定的张力,但触之柔软,较易压陷。如果评估时手感到有抗力,应分辨是否肌卫增强。可嘱被评估者呼气或以口呼吸放松,肌卫增强消失,不属异常。某些病理情况下腹壁紧张度可增加或减弱。

　　(2) 压痛及反跳痛:正常腹部触诊时不引起疼痛,重压时仅有一种压迫感。

　　1) 压痛:用手按压有病变的腹部引起疼痛即称为压痛。压痛多提示腹壁或腹腔内病变。腹壁病变较表浅引起的压痛,当抓捏腹壁或嘱被评估者仰卧位屈颈抬肩时触痛更明显,此法可区别于腹腔内病变引起者。腹部常见疾病的压痛部位见图 8-12。

　　2) 反跳痛:腹部触诊出现压痛后,评估者用并拢的 2~3 个手指压于原处稍停片刻,使

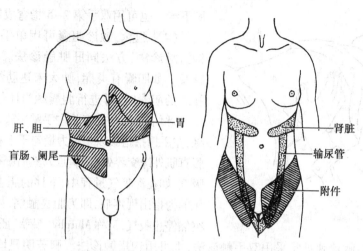

图 8-12　腹部常见疾病的压痛部位示意图

压痛感觉趋于稳定,然后将手迅速抬起,若被评估者感觉疼痛骤然加剧,并伴有痛苦表情或呻吟,称为反跳痛(图 8-13)。

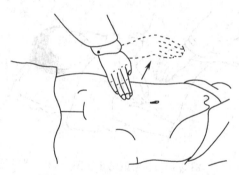

图 8-13　反跳痛评估方法示意图

（3）肝脏:触诊肝脏可采用单手触诊、双手触诊和钩指触诊法。正常人肝脏一般触不到,在腹壁松软的瘦长者可在深吸气时于肋弓下缘触及肝下缘,但不超过 1cm,剑突下不超过 3cm(腹上角较锐者,小于 5cm)。触及肝脏时,应注意其大小、质地、表面状态及边缘、压痛、搏动及肝区摩擦感等。

1）单手触诊法:评估者将右手掌平放于被评估者右侧腹壁肝下缘的下方,四指并拢,掌指关节伸直,示指与中指的指端指向肋缘或示指的桡侧缘与肋缘平行,配合被评估者的腹式呼吸运动,自下向上触诊。呼气时,腹壁松弛下陷,指端随之压向深部,手指应先于腹壁下陷下压;吸气时,腹壁隆起,触诊的手随腹壁抬起,手指上抬的速度要落后于腹壁的抬起,并以指端桡侧向前上迎触随膈肌下移的肝。如此反复触诊,右手自下而上逐渐触向肋缘,直到触及肝缘或肋缘为止。以同样的方法于前正中线上触诊肝左叶(注意:如遇巨大肝脏,初始触诊部位可自髂前上棘水平或更低平面开始)。

2）双手触诊法:评估者左手置于被评估者右腰部(相当于第 11、12 肋骨与其稍下方的部位),左手拇指与四指分开,拇指置于季肋上,右手触诊方法同单手触诊法。触诊时,左手向上托起,使肝下缘紧贴前腹壁,并限制右下胸扩张,以增加膈肌下移的幅度,使吸气时下移的肝更易于触及(图 8-14)。

3）钩指触诊法:适用于儿童和腹壁薄软者。评估者站在被评估者右肩部,面向足部,将右手置于右前胸下部,右手第 2~5 指弯成钩状。嘱被评估者做较深腹式呼吸,深吸气时评估者进一步屈曲指关节,指腹较易触及

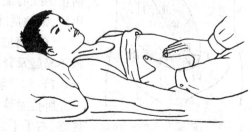

图 8-14　肝脏双手触诊示意图

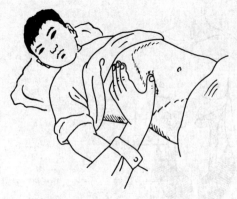

图 8-15 胆囊触痛评估示意图

肝下缘。也可用双手第 2~5 指弯成钩状进行触诊。

（4）胆囊：触诊胆囊可用单手滑行触诊法及钩指触诊法，方法同肝脏触诊法。正常胆囊不能触及。如胆囊有炎症，肿大未达肋缘下，触及不到肿大的胆囊时，可进行胆囊触痛评估。

评估方法：评估者将左手掌平放在被评估者右肋缘，左手拇指指腹以中等力量勾压于右肋弓下缘与右腹直肌外缘交界处（胆囊点），然后嘱被评估者缓慢深吸气，如在深吸气过程中，下移的胆囊触碰到用力按压的拇指出现疼痛，即为胆囊触痛，如因疼痛剧烈而突然停止吸气，又称 Murphy（墨菲）征阳性（图 8-15）。

（5）脾脏：触诊脾脏常采用双手触诊法，也可用钩指触诊法。脾若明显增大且位置较表浅，用浅部触诊法即可；如轻度脾大且位置较深，则用双手触诊法。触诊脾脏应注意脾脏大小、形态、质地及表面情况，有无压痛、切迹及摩擦感等。

评估方法：嘱被评估者仰卧，双腿稍屈曲。评估者位于被评估者右侧，左手绕过被评估者腹前方置于左胸下部第 9~11 肋处，将脾脏由后向前托起，右手平放于脐部与左肋弓垂直，以稍弯曲的手指末端轻压腹壁，自脐平面开始随被评估者的腹式呼吸运动逐渐迎触脾尖，手法同肝脏触诊，直至触到脾缘或左肋缘（图 8-16）。若脾脏轻度增大而仰卧位不易触及时，可嘱被评估者取右侧卧位，右下肢伸直，左下肢屈曲，此时脾脏因重力的影响而向下、向前移位，采用双手触诊法较易触及。

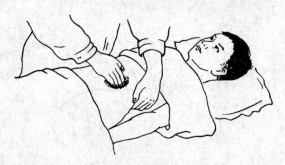

图 8-16 脾脏触诊示意图

触及脾脏，应注意测量脾脏增大的程度。

脾脏大小测量方法：临床上常以三条线记录其大小（图 8-17），距离以厘米（cm）表示。脾轻度增大时，只需测 I 线，如脾中、高度增大时，需加测 II、III 线。

1）I 线又称甲乙线：指左锁骨中线与左肋缘交点至脾脏下缘的距离。

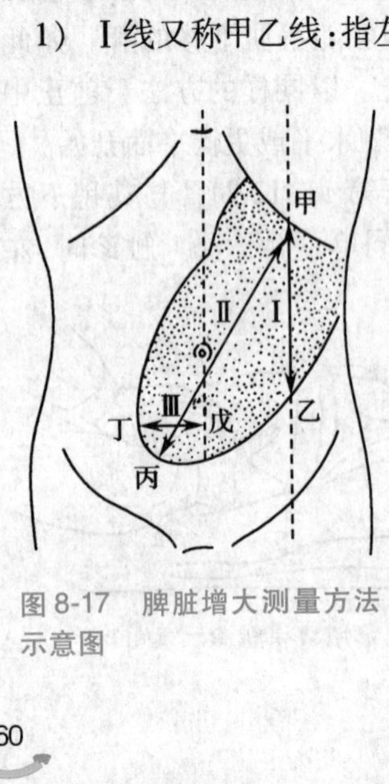

2）II 线又称甲丙线：指左锁骨中线与左肋缘交点至脾脏最远点的距离。

3）III 线又称丁戊线：指脾脏右缘至前正中线的最大距离。如脾脏高度增大向右超越前正中线，则测量脾脏右缘至前正中线的最大距离，以"+"表示；如脾脏增大未超过前正中线，则测量脾脏右缘至前正中线的最短距离，以"−"表示。

（6）肾脏：触诊肾脏多采用双手触诊法。正常情况下一般不易触及肾脏，有时可触及右肾下极。

1）双手触诊法：可采取仰卧位或站立位。

卧位触诊右肾时，评估者左手平放于被评估者右后腰肾区部，右手平放在右上腹部，手指方向大致与右肋缘平行。嘱被评估者腹式呼吸，于深吸气时双手夹触肾脏。触诊左肾

图 8-17 脾脏增大测量方法示意图

时,评估者左手绕过腹壁前方,从后方托住左腰部,右手平放于左上腹部,手指方向大致与左肋缘平行,触诊方法同右肾触诊。被评估者腹壁较厚或触诊不协调时,可在被评估者吸气时,用左手向前冲击后腰部,或用右手向左手方向做冲击动作,如肾下移至两手之间时,则左手或右手有被顶推的感觉。

如卧位未触及肾脏时,可嘱被评估者取站立位,评估者站立于被评估者侧面,用两手前后配合触诊肾脏。如触及光滑圆钝的器官,可能为肾下极。如在双手间触及更大部分,则能感到蚕豆状外形,被评估者常有酸痛或恶心的不适感。

2)压痛点:腹面的压痛点有季肋点、上输尿管点、中输尿管点;背面的压痛点有肋脊点、肋腰点(图8-18)。正常情况下,压痛点无压痛。

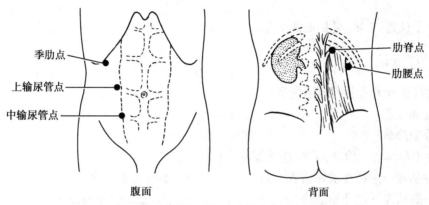

图8-18　肾脏和尿路疾病压痛点示意图

（7）膀胱:触诊膀胱一般采用单手滑行触诊法。正常膀胱空虚时位于盆腔内,不易被触及。只有当膀胱积尿充盈时,超出耻骨联合上缘而在下腹中部触及。评估者以右手自脐部开始向耻骨方向触诊,如触及包块后应注意其性质,以便鉴别为膀胱、子宫或其他肿物。

（8）腹部肿块:腹部触及肿块可以是肿大或移位的脏器,良、恶性肿瘤,囊肿,炎性肿块,肿大的淋巴结以及肠内粪块等。触及肿块应注意其部位、大小、形态及质地,有无压痛、搏动及移动度等,以鉴别肿块的来源及性质。另外,还应注意腹部肿块与腹壁和皮肤的关系,以区别腹腔内外的病变。

（9）液波震颤:腹腔内有大量游离液体时,如用手指叩击腹部一侧,可感到液波震颤。

评估方法:嘱被评估者取仰卧位,双下肢屈曲,将其手掌尺侧缘压于脐部腹中线上,防止腹壁振动的传导。评估者以一手掌面贴于被评估者一侧腹壁,另一手四指并拢屈曲,用指端叩击对侧腹壁,或以指端冲击触诊,如腹腔内游离液体超过3 000~4 000mL时,则贴于腹壁的手掌有被冲击的感觉,即液波震颤(图8-19)。

任务三　学生分组练习,互相评估,并记录评估结果。

任务四　教师巡回指导。

任务五　借助腹部触诊模拟人,触诊异常体征。

任务六　教师抽查学生掌握情况,并进行矫正、点评,进一步强化技能的掌握。

任务七　教师进行总结与反馈。

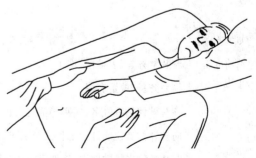

图8-19　液波震颤评估方法示意图

任务八 学生完成实训报告书写。

【实训注意事项】

1. 评估环境,室内温度适宜,光线充足。

2. 评估者立于被评估者右侧,评估过程中注意要与被评估者适当交流,以保证收集资料的准确性,有助于建立良好的护患关系。

3. 被评估者取屈膝仰卧位,腹部及全身肌肉放松。暴露全腹(上至剑突,下至耻骨联合),未检查到的部位进行适当的遮挡,注意保护被评估者隐私。

4. 触诊是腹部评估中最重要的评估方法。触诊时手要温暖、动作轻柔,遵循腹部触诊原则。

5. 严肃认真,尊重、爱护被评估者。

【强化练习】

1. 腹部视诊的主要内容不包括

A. 腹部外形　　　　　　　B. 呼吸运动　　　　　　　C. 胃肠型及蠕动波

D. 腹壁静脉　　　　　　　E. 腹部肿块

2. 关于腹部触诊检查,下列哪项描述不正确

A. 评估者一般站在被评估者右侧　　　B. 由浅入深触诊

C. 一般从左下腹开始触诊　　　　　　D. 先从患侧开始触诊

E. 检查顺序自下而上

3. 正常情况下,肠鸣音次数为

A. 1~2 次/min　　　　　　B. 4~5 次/min　　　　　　C. 6~8 次/min

D. 9~10 次/min　　　　　　E. ≥10 次/min

4. 检查一腹壁静脉曲张病人,脐以上血流方向由上至下,脐以下血流方向由上至下。该病人符合下列哪项

A. 上腔静脉阻塞　　　　　　B. 下腔静脉阻塞　　　　　　C. 门静脉高压

D. 髂内静脉阻塞　　　　　　E. 门静脉阻塞

5. 液波震颤提示腹腔内游离液体达到多少

A. 500mL　　　B. 800mL　　　C. 1 000mL　　　D. 2 000mL　　　E. 3 000~4 000mL

【考核标准】(表8-1)

表8-1 腹部评估考核标准

项目/分	具体内容及要求	满分	得分	备注
评估前准备 (10)	着装整齐、仪表端庄、洗手	2		
	物品齐备、放置有序	2		
	核对被评估者姓名、年龄等信息	2		
	向被评估者说明评估的目的及要求,取得配合	2		
	嘱被评估者排空膀胱,取仰卧位,正确暴露腹部	2		

项目/分		具体内容及要求	满分	得分	备注
评估过程 （80）	视诊	腹部外形:是否对称、平坦、膨隆、凹陷	3		
		呼吸运动:方式、频率、节律	3		
		腹壁静脉:有无静脉曲张;曲张静脉血流方向判断	4		
		胃肠型及蠕动波:评估方法及临床意义	3		
		腹部其他情况:皮肤颜色、脐、瘢痕、腹部搏动	3		
	听诊	肠鸣音:听诊部位;次数;有无增强及减弱	4		
		振水音:评估方法及临床意义	4		
		血管杂音:听诊部位	4		
	叩诊	腹部叩诊音	4		
		肝浊音界叩诊:沿右侧锁骨中线及前正中线叩诊	4		
		脾浊音区:沿左腋中线叩诊	2		
		胃泡鼓音区	2		
		肾区叩击痛:双侧叩诊	4		
		膀胱叩诊	2		
		移动性浊音叩诊:叩诊方法及临床意义	4		
	触诊	腹壁紧张度:浅部触诊法	2		
		麦氏点压痛及反跳痛:评估方法及临床意义	4		
		肝脏:双手触诊法	4		
		Murphy 征:评估方法及临床意义	4		
		脾脏:双手触诊法	4		
		肾脏:双手触诊法;尿路压痛点评估	4		
		腹部肿块:深部滑行触诊法	4		
		液波震颤:评估方法及临床意义	4		
评估后注意 事项(4)		协助被评估者整理衣物	2		
		记录评估结果	2		
整体评价 （6）		评估方法正确、熟练,能作出初步判断	3		
		态度认真,有责任感,体现人文关怀	3		
共计			100		

（李丽丽）

实训九

脊柱与四肢评估

1. 掌握:脊柱与四肢评估的内容和方法。
2. 熟悉:脊柱与四肢的正常与异常评估结果的表现。
3. 了解:脊柱与四肢评估中异常表现的临床意义。
4. 学会对被评估者进行脊柱与四肢评估,并判断是否存在异常体征。
5. 具有准确地判断评估结果的能力,在评估中养成认真、细致的工作作风,培养爱伤观念。

导入情景

病儿,男,2岁。病儿于6个多月前无明显诱因出现异食癖(喜食泥土),伴反甲,并逐渐出现皮肤黏膜苍白,以唇、口腔、甲床最明显,伴注意力不集中,无发热、咳嗽、精神障碍等症状,病儿出生后饮食挑别,病后大、小便正常。查体:T 36.5℃,P 120 次/min,R 25 次/min,体重 12kg,慢性病容,神清,精神较差,抱入病房,查体合作。面色、唇、口腔黏膜苍白,头型正常,肺部未见异常。心界稍大,心率 120 次/min,律齐,未闻及明显杂音。腹部未见异常。甲床苍白伴反甲,四肢肌力、肌张力正常,神经系统无明显异常。请思考:

1. 该病儿最可能发生的疾病是什么?
2. 此疾病还可能有哪些体征? 应该如何进行评估?

【思维导图】(图 9-1)

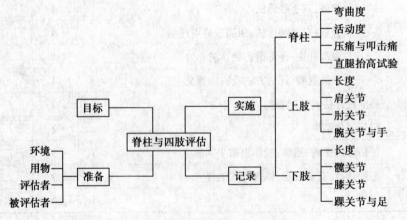

图 9-1　脊柱与四肢评估思维导图

【实训准备】

1. 环境准备
（1）清洁、安静。
（2）光线充足，室温适宜。
（3）准备布帘或屏风，关好门窗。
2. 用物准备
（1）叩诊锤、软尺。
（2）评估记录单、笔。
（3）免洗手消毒剂。
3. 评估者准备
（1）确认被评估者信息。
（2）衣帽整齐，举止端庄，态度和蔼，洗手并消毒双手。
4. 被评估者准备　取平卧位、坐位或直立位，充分暴露脊柱和四肢部位。

【实训内容】

1. 脊柱评估的内容和方法。
2. 四肢评估的内容和方法。
3. 脊柱与四肢评估的正常表现及异常表现的临床意义。

【实训流程】

任务一　教师运用多媒体视频展示脊柱与四肢评估，学生观摩。
任务二　教师示教脊柱与四肢评估内容和方法。
（一）脊柱
评估按视诊、触诊、叩诊的顺序进行。
1. 脊柱弯曲度　一般通过视诊进行评估。
（1）评估方法：①被评估者取坐位或直立位，评估者侧面观察脊柱有无前后突出畸形。②被评估者取坐位或直立位，双臂自然下垂，评估者以手指沿脊柱棘突以适当压力自上而下划压，致皮肤出现一条红色充血痕迹，以此痕为标准，观察脊柱有无侧弯。正常人脊柱无侧弯。
（2）病理性变形：脊柱后凸、前凸、侧凸等。
2. 脊柱活动度　嘱被评估者作前屈、后伸、侧弯及旋转等动作，以观察脊柱活动度及有无改变。正常人直立，骨盆固定的条件下，颈段、胸段、腰段的活动范围参考值见表9-1。

表9-1　颈、胸、腰椎及全脊柱活动范围

	前屈	后伸	左右侧弯	旋转度（一侧）
颈椎	35°~45°	35°~45°	45°	60°~80°
胸椎	30°	20°	20°	35°
腰椎	75°~90°	30°	20°~35°	30°
全脊柱	128°	125°	73.5°	115°

注：由于年龄、运动训练及脊柱结构差异等因素，脊柱运动范围存在较大的个体差异。

3. 脊柱压痛与叩击痛 一般通过触诊和叩诊进行评估。

（1）压痛：被评估者取端坐位，身体稍前倾。评估者以右手拇指从枕骨粗隆开始自上而下逐个按压棘突及椎旁肌肉。正常时每个棘突及椎旁肌肉均无压痛。

（2）叩击痛

1）直接叩击法：以中指或叩诊锤垂直叩击各椎体的棘突，多用于评估胸椎和腰椎。脊椎病变特别是颈椎骨关节损伤时，慎用或不用此法。

2）间接叩击法：被评估者取坐位，评估者以左手掌置于其头部，右手半握拳以小鱼际部叩击左手背，了解脊柱各部位有无疼痛。

4. 直腿抬高试验 被评估者仰卧位，双下肢伸直，评估者一手置于被评估者一侧大腿伸侧，另一手握其踝部，将下肢抬高（屈曲髋关节），下肢与床面的角度正常可达到80°~90°。若抬高不足70°且伴有下肢后侧的放射性疼痛，则为阳性，多见于腰椎间盘突出症。当直腿抬高试验阳性时，将被评估者下肢抬高到最大限度后，缓慢降低患肢高度，待放射痛消失，再突然将足背屈使坐骨神经牵拉更紧，若能引起下肢放射痛即为阳性，此为直腿抬高加强试验。

知识链接

拾 物 试 验

将一物品放在地上，嘱被评估者拾起，腰椎正常者可两膝伸直，腰部自然弯曲，俯身将物品拾起。如被评估者先以一手扶膝蹲下，腰部挺直地用手接近物品，此即为拾物试验阳性，多见于腰椎病变如腰椎间盘脱出、腰肌外伤和炎症。

（二）四肢

四肢的评估通常运用视诊和触诊，特殊情况下采用叩诊和听诊，评估除大体形态和长度外，以关节评估为主。

1. 上肢 包括长度和关节评估。

（1）长度：①目测，嘱被评估者双上肢向前手掌并拢比较其长度。②测量，用软尺测量肩峰至桡骨颈突或中指指尖的距离为全上肢长度；上臂长度则从肩峰至尺骨鹰嘴的距离；前臂长度则是鹰嘴突至尺骨颈突的距离。双上肢长度正常情况下等长。

（2）肩关节：包括外形、运动和压痛。

1）外形：被评估者取坐位，脱去上衣，评估者观察其肩关节外形。正常肩关节两侧对称，双肩呈弧形。

2）运动：嘱被评估者做自主运动，观察有无活动受限，或评估者固定肩胛骨，另一手持前臂进行多个方向的活动。

3）压痛：肩关节周围不同部位的压痛和触痛。

（3）肘关节：包括外形、运动和其他。

1）外形：观察肘关节外形。正常肘关节双侧对称、伸直时肘关节轻度外翻，5°~15°。嘱被评估者伸直两上肢，手掌向前，左右对比，判断有无肘内翻和肘外翻。同时注意肘窝有无饱满、肿胀。

2）运动：嘱被评估者做自主活动，观察肘关节有无活动受限。肘关节活动正常时屈135°~150°，旋前80°~90°，旋后80°~90°。

3）其他：注意肘关节周围皮肤温度，有无肿块，桡骨小头有无压痛。

（4）腕关节与手：包括外形和运动。

1）外形：观察腕关节和手外形，判断有无畸形，有无局部肿胀和隆起。

2）运动：腕关节及指关节运动是否正常。

2. 下肢　包括长度和关节评估。

（1）长度：被评估者取平卧位，评估者将软尺金属头置于髂前上棘，拉紧皮尺量至内踝中心或下缘，两侧对比，可反复测量以取得准确、恒定的结果。

（2）髋关节：可运用视诊、触诊、叩诊、听诊进行评估。

1）视诊：步态、畸形、肿胀、皮肤皱褶、肿块、窦道和瘢痕等。

2）触诊：压痛、活动度。

3）叩诊：被评估者伸直下肢，评估者以拳叩击足跟，如髋部疼痛，提示髋关节炎或骨折。

4）听诊：嘱被评估者做屈髋和伸髋动作，如闻及大粗隆上方有明显"咯噔"声，提示紧张肥厚的阔筋膜张肌与股骨大粗隆的摩擦声。

（3）膝关节：通常以视诊和触诊为主进行评估。

1）视诊：被评估者脱去长裤，评估者观察膝关节外形，有无膝内翻、膝外翻、膝反张、肿胀和肌萎缩。注意两侧对比。

2）触诊：压痛、肿块、摩擦感和活动度。

知识链接

浮髌试验

当怀疑膝关节内有积液时，可做浮髌试验（图9-2）。被评估者取平卧位，下肢伸直放松，评估者一手虎口卡于患膝髌骨上极，并加压压迫髌上囊，将关节液集中于髌骨底面，另一手示指垂直按压髌骨并迅速抬起，若在髌上囊处有波动，按压髌骨时可以感到髌骨碰触关节面，松开时髌骨浮起，即为浮髌试验阳性，提示膝关节腔内有中等量（50mL）以上的积液。

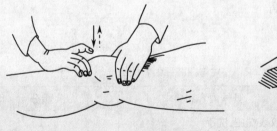
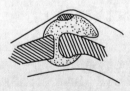

图9-2　浮髌试验

（4）踝关节与足：通常以视诊和触诊为主进行评估。

1）视诊：被评估者脱去鞋袜，评估者观察踝关节与足外形是否正常，两侧对比。有时需被评估者步行，从步态观察正常与否。另外，观察有无肿胀、局限性隆起。

2）触诊：压痛点、活动度、足背动脉搏动等。

任务三　学生分组练习，互相评估，并记录评估结果。

任务四　教师巡回指导。

任务五 教师抽查学生掌握情况,并进行矫正、点评,进一步强化技能的掌握。

任务六 教师进行总结与反馈。

任务七 学生完成实训报告书写。

【实训注意事项】

1. 评估时注意防止因姿势不当造成的误差。
2. 评估力度适当,防止受伤。

【强化练习】

1. 脊柱评估包括
A. 弯曲度　　　B. 活动度　　　C. 压痛　　　　D. 叩击痛　　　E. 以上都是
2. 以下说法不正确的是
A. 正常人脊柱无侧弯　　　　　　　　　B. 姿势性侧凸一般无脊柱结构异常
C. 器质性侧弯改变体位可纠正　　　　　D. 正常人脊柱有四个生理侧弯
E. 脊柱结核可见成角畸形
3. 脊柱过度后弯称为脊柱后凸,多发生于
A. 腰、骶段　　　B. 骶椎　　　C. 腰段　　　D. 胸段　　　E. 颈段
4. 检查髋关节运动功能时,下列哪项叙述是不正确的
A. 屈曲时股前部与腹壁相贴　　　B. 内收 20°～30°　　　C. 后伸可达 30°
D. 外旋与内旋各 45°　　　E. 外展约 80°
5. 关于膝内、外翻的叙述,下列哪项是不正确的
A. 正常人双脚并拢直立时,两膝及双踝均能靠拢
B. 双脚内踝靠拢时,两膝部因双侧胫骨向外侧弯曲而呈 O 形,称膝内翻
C. 当双膝关节靠拢时,两小腿斜向外方呈 X 形弯曲,使两脚内踝分离,称膝外翻
D. 膝内、外翻多见于先天性畸形
E. 膝内、外翻可见于佝偻病

【考核标准】(表9-2)

表9-2　脊柱与四肢评估考核标准

项目/分		具体内容和要求	满分	得分	备注
操作前准备(5)		着装整洁,仪表端庄,洗手	1		
		用物备齐,摆放有序	1		
		核对被评估者姓名、床号	1		
		介绍自己及将要进行的评估,取得合作	1		
		站在被评估者右侧	1		
脊柱(30)	弯曲度	视诊生理弯曲,有无畸形	5		
		用示指、中指或拇指沿脊椎棘突向下划压,划压后皮肤出现一条红色充血痕,观察有无脊柱侧弯	5		

续表

项目/分		具体内容和要求	满分	得分	备注
脊柱 (30)	活动度	嘱被评估者前屈、后伸、侧弯、旋转	5		
	压痛	被评估者取坐位。以右手拇指从枕骨粗隆开始自上而下逐个按压棘突及椎旁肌肉	5		
	直接叩击痛	被评估者取坐位。以中指或叩诊锤垂直叩击各椎体的棘突	5		
	间接叩击痛	被评估者取坐位。以左手掌置于其头部,右手半握拳以小鱼际部叩击左手背,询问有无疼痛	5		
四肢 (60)	上肢(36)	暴露上肢	2		
		观察上肢皮肤、关节	2		
		观察双手和指甲	4		
		触诊指间关节、掌指关节(双侧)	10		
		评估指关节运动:伸展、握拳(双侧)	4		
		触诊腕关节,评估腕关节运动(双侧)	4		
		触诊双肘鹰嘴和肱骨髁状突,评估肘关节运动(双侧)	4		
		视诊肩关节外形(双侧)	2		
		触诊肩关节及其周围,评估肩关节运动(双侧)	4		
	下肢(24)	暴露下肢	2		
		观察双下肢外形、皮肤、趾甲(双侧)	2		
		评估有无凹陷性水肿(双侧)	4		
		评估髋关节运动(双侧)	4		
		触诊膝关节(双侧)	2		
		浮髌试验:被评估者取平卧位,下肢伸直放松,评估者一手虎口卡于患膝髌骨上极,并加压压迫髌上囊,将关节液集中于髌骨底面,另一手示指垂直按压髌骨并迅速抬起(双侧)	4		
		触诊踝关节(双侧)	2		
		评估踝关节运动(双侧)	2		
		评估屈趾、伸趾(双侧)	2		
整体评估(5)		操作熟练	1		
		顺序、手法正确	2		
		人文关怀	2		
共计			100		

(张瑞霞)

实训十

神经系统评估

学习目标

1. 掌握:神经系统评估的内容和方法。
2. 熟悉:神经系统评估的正常表现。
3. 了解:神经系统评估中异常表现的临床意义。
4. 学会对被评估者进行正确的神经系统评估。
5. 具有准确地判断评估结果的能力,在评估中养成认真、细致的工作作风,培养爱伤观念。

导入情景

病人,女性,62岁。左侧肢体无力 4h 入院。病人于 4h 前活动时突然出现左侧肢体无力,行走和持物困难,伴言语不清,无头痛及恶心、呕吐,无饮水呛咳及吞咽困难。查体:T 36.5℃,P 72 次/min,R 17 次/min,BP 195/115mmHg,神志清楚,语言欠流利,对答合理,查体合作,双瞳孔等大、等圆,直径 3mm,对光反射灵敏,双侧额纹对称,左侧鼻唇沟变浅,伸舌左偏,左侧肢体肌力 4 级,肌张力正常,双侧腱反射对称,左侧病理征阳性,无脑膜刺激征。既往高血压病史 21 年,否认冠心病及糖尿病史。请思考:

1. 如何判断病人的病情?
2. 该病人有哪些神经系统的异常体征? 如何进行评估?

【思维导图】(图 10-1)

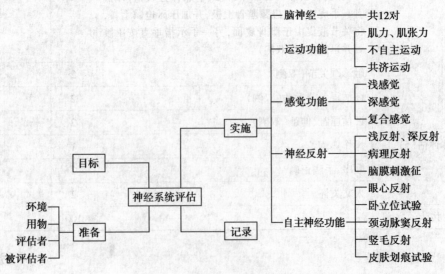

图 10-1 神经系统评估思维导图

【实训准备】

1. 环境准备
（1）清洁、安静。
（2）光线充足,室温适宜。
（3）准备布帘或屏风,关好门窗。
2. 用物准备
（1）叩诊锤、钝头竹签、棉签、大头针、音叉、双规仪、试管、手电筒、检眼镜。
（2）嗅觉、味觉、失语测试用具。
（3）评估记录单、笔。
（4）免洗手消毒剂。
3. 评估者准备
（1）确认被评估者信息。
（2）衣帽整齐,举止端庄,态度和蔼,洗手并消毒双手。
4. 被评估者准备　取舒适体位,肢体放松。

【实训内容】

1. 脑神经的评估。
2. 运动功能和感觉功能的评估。
3. 神经反射的评估。
4. 神经系统评估的正常表现及异常表现的临床意义。

【实训流程】

任务一　教师运用多媒体视频展示神经系统评估,学生观摩。
任务二　教师示教神经系统评估内容和方法。
在进行神经系统评估时,要先确定被评估者对外界刺激的反应状态,许多评估都需要在被评估者意识清晰的状态下完成。

（一）脑神经
脑神经共 12 对。评估时应按顺序进行,并注意两侧对比观察。
1. 嗅神经　评估前先确定被评估者鼻孔是否通畅、鼻黏膜有无病变。嘱被评估者闭目,依次评估两侧嗅觉。先压住一侧鼻孔,用盛有有气味而无刺激性溶液(如薄荷水、松节油、玫瑰水等)的小瓶或被评估者熟悉的、无刺激性气味的物品(如杏仁、牙膏、香烟、香皂等)置于另一鼻孔下,让被评估者辨别嗅到的各种气味。然后,换另一侧鼻孔进行测试,注意两侧比较。根据评估结果可判断被评估者的一侧或双侧嗅觉状态。
2. 视神经　包括视力、视野和眼底评估。
3. 动眼、滑车、展神经　合称眼球运动神经,共同支配眼球运动。评估时注意眼裂外观、眼球运动、瞳孔及对光反射、调节反射等。
4. 三叉神经　为混合性神经,感觉神经纤维分布于面部皮肤、眼、鼻、口腔黏膜,运动神经纤维支配咀嚼肌、颞肌和翼状内外肌。
（1）面部感觉:嘱被评估者闭眼,以针刺评估痛觉、棉絮评估触觉和盛有冷或热水的试管评估温度觉。两侧、内外对比,观察被评估者的感觉反应,有无减退、消失和过敏,同时确定感觉障碍区域。

(2)角膜反射:检查方法见神经反射。三叉神经病变可出现直接与间接角膜反射消失。面神经病变时出现患侧直接反射消失而间接反射存在。

(3)运动功能:评估者双手按被评估者颞肌、咀嚼肌,嘱被评估者做咀嚼动作,对比两侧肌肉强弱。嘱被评估者做张口运动或露齿,以上下门齿中缝为标准,观察张口时下颌有无偏斜。当一侧三叉神经运动纤维受损时,病侧咀嚼肌肌力减弱或出现萎缩,张口时由于翼状肌瘫痪,下颌偏向病侧。

(4)下颌反射:嘱被评估者轻启下颌,评估者以左手拇指或中指轻置于下颌齿列上,右手持叩诊锤轻叩手指,观察有无下颌上举及其强弱程度。

5. 面神经 主要支配面部表情肌和舌前2/3味觉功能。

(1)运动功能:评估面部表情肌时,先观察双侧额纹、眼裂、鼻唇沟和口角是否对称。再嘱被评估者做皱额、闭眼、露齿、鼓腮或吹口哨动作。

(2)味觉功能:嘱被评估者伸舌,将少量不同味感的物质(食糖、食盐、醋或奎宁溶液)以棉签涂于一侧舌前部测试味觉,被评估者不能讲话、缩舌和吞咽,用手指指出事先写在纸上的甜、咸、酸或苦四个字之一。先试可疑侧,再试另一侧。每种味觉试验完成后,用水漱口,再测试下一种味觉,以免互相干扰。面神经损害时舌前2/3味觉丧失。

6. 位听神经 包括耳蜗和前庭两种感觉神经。

(1)听力评估:反映耳蜗神经的功能。评估方法见头部和颈部评估。

(2)前庭神经功能评估:询问被评估者有无眩晕、平衡失调,评估有无自发性眼球震颤。外耳道灌注冷、热水或旋转,观察有无前庭功能障碍所致的眼球震颤反应减弱或消失。

7. 舌咽、迷走神经 两者在解剖和功能上关系密切,常同时受损。

(1)运动:评估时注意被评估者有无发声嘶哑、带鼻音或完全失声,是否呛咳、有无吞咽困难。观察被评估者张口发"啊"音时悬雍垂有无偏斜,软腭能否上抬,两侧是否一致。当一侧神经受损时,该侧软腭上抬减弱,悬雍垂偏向健侧;双侧神经麻痹时,悬雍垂居中但双侧软腭上抬受限甚至完全不能上抬。

(2)咽反射:用压舌板轻触左侧或右侧咽后壁,观察有无咽反射。正常人出现咽部肌肉收缩和舌后缩,并有恶心反应。神经损害时患侧反射迟钝或消失。

(3)感觉:可用棉签轻触两侧软腭和咽后壁,评估感觉。舌后1/3的味觉减退为舌咽神经损害,评估方法同面神经。

8. 副神经 支配胸锁乳突肌和斜方肌。评估时注意肌肉有无萎缩,嘱被评估者做耸肩和转头运动,评估者给予一定的阻力,比较两侧肌力及肌肉收缩时的轮廓和坚实度。副神经受损时,向对侧转头及同侧耸肩无力或不能,同侧胸锁乳突肌和斜方肌萎缩。

9. 舌下神经 评估时嘱被评估者伸舌,观察有无伸舌偏斜、舌肌萎缩和肌束颤动,注意伸舌程度和舌质地。单侧舌下神经麻痹时伸舌舌尖偏向患侧,双侧麻痹时不能伸舌。

(二)运动功能

1. 肌力 评估时让被评估者做肢体伸展动作,评估者从相反方向给予阻力,评估其对阻力的克服力量,注意两侧比较,同时需注意生理范围内的差别,如平时善用何手。肌力的记录采用0~5级的六级分级法(表10-1)。

表 10-1　肌力的分级及评价

分级	评价	分级	评价
0	完全瘫痪,无肌肉收缩	3	肢体能抬离床面,但不能抵抗阻力
1	有肌肉收缩,但无肢体动作	4	能抵抗部分阻力
2	肢体能在床面上水平移动,但不能抬离床面	5	正常肌力

2. 肌张力　指静息状态下的肌肉紧张度和被动运动时遇到的阻力,也是骨骼肌受到外力牵拉时产生的收缩反应。

（1）评估方法:嘱被评估者肌肉放松,评估者根据触摸肌肉的硬度以及伸屈其肢体时感知肌肉对被动伸屈的阻力来判断肌张力。

（2）肌张力改变:有肌张力增高和肌张力减低两种。触摸肌肉,坚实感,伸屈肢体时阻力增加,即为肌张力增高;肌肉松软,伸屈肢体时阻力低,关节运动范围扩大,即为肌张力减低。

3. 不自主运动　在病人意识清楚的情况下,随意肌不自主收缩产生的一些无目的的异常动作。常见的不自主运动有震颤、舞蹈样运动和手足徐动等。

4. 共济运动　机体任一动作的完成均依赖于某组肌群协调一致的运动,称为共济运动。这种协调主要靠小脑的功能以协调肌肉活动、维持平衡和帮助控制姿势;也需要运动系统的正常肌力,前庭神经系统的平衡功能,眼睛、头、身体动作的协调,以及感觉系统对位置的感觉共同参与作用。这些部位的任何损伤均可出现共济失调。

（1）指鼻试验:嘱被评估者上肢外展并伸直,以示指指端点触自己的鼻尖,由慢到快,先睁眼、后闭眼,重复进行。小脑病变时同侧指鼻不准;睁眼时指鼻准确,闭眼时障碍提示感觉性共济失调。

（2）跟-膝-胫试验:嘱被评估者仰卧,上抬一侧下肢,将足跟置于另一下肢膝盖下端,再沿胫骨前缘向下移动,先睁眼、再闭眼,重复进行。小脑损害时,动作不稳;感觉性共济失调闭眼时足跟难以找到膝盖。

（3）轮替试验:嘱被评估者伸直手掌并以前臂做快速旋前、旋后动作,或一手用手掌、手背连续交替拍打对侧手掌。共济失调者动作缓慢、不协调。

（4）闭目难立征:嘱被评估者足跟并拢站立,闭目,双手向前平伸,如果出现身体摇晃或倾斜为阳性,提示小脑病变。如睁眼时能站稳而闭眼时站立不稳,则提示感觉性共济失调。

（三）感觉功能

评估时,被评估者必须意识清晰,评估前让被评估者了解评估的目的与方法,以取得充分配合。评估时注意左右侧和远近端部位的差别。嘱被评估者闭目,以避免主观或暗示作用。

1. 浅感觉　包括痛觉、触觉和温度觉。

（1）痛觉:用大头针的针尖轻刺被评估者皮肤,询问被评估者有无疼痛的感觉,注意两侧对称比较。

（2）触觉:用棉签或软纸片轻触被评估者的皮肤或黏膜,询问有无感觉并对比。

（3）温度觉:用盛有热水（40~50℃）或冷水（5~10℃）的试管交替接触被评估者皮肤,请被评估者辨别热或冷的感觉。

2. 深感觉 包括运动觉、位置觉和震动觉。

（1）运动觉：嘱被评估者闭目，评估者轻轻夹住被评估者的手指或足趾的两侧，并做上下运动，请被评估者根据感觉说出"向上"或"向下"。

（2）位置觉：嘱被评估者闭目，评估者将其肢体摆成某一姿势，然后请被评估者描述该姿势或用对侧肢体模仿。

（3）震动觉：用震动着的音叉柄置于骨突起处，如内外踝、手指、尺骨茎突、鹰嘴、桡骨小头、脊椎等，询问有无震动感并两侧对比。

3. 复合感觉 也称皮质感觉，是大脑综合分析的结果。

（1）皮肤定位觉：评估者用手指或棉签轻触被评估者皮肤某处，让被评估者指出被触部位。

（2）两点辨别觉：以钝角分规两脚分开一定距离接触被评估者皮肤上的两点，检测被评估者辨别两点的能力。如感觉为两点，则逐渐缩小分规双脚间距，直至感觉为一点时，测量分规两脚之间距离，两侧比较。正常情况下，手指的辨别间距是 2mm，舌是 1mm，脚趾是 3~8mm，手掌是 8~12mm，后背是 40~60mm。评估时应注意个体差异，必须两侧对比。

（3）实体觉：嘱被评估者用单手触摸生活中常用物品（如钥匙、钢笔、硬币等），然后说出物品形状和名称。先测功能差的一侧手，再测另一手。

（4）体表图形觉：用钝物在被评估者皮肤上画简单几何图形或写简单数字，让其识别，须两侧对照。

（四）神经反射

神经反射包括生理反射和病理反射。根据刺激的部位不同，可将神经反射分为浅反射和深反射两部分。

1. 浅反射 刺激皮肤、黏膜或角膜等引起的肌肉收缩反应。

（1）角膜反射：嘱被评估者眼睛向内上方注视，评估者用捻成细束的棉絮由角膜外缘处向内轻触其角膜。正常时可见眼睑迅速闭合，称为直接角膜反射；如刺激一侧角膜，对侧也出现眼睑闭合反应，称为间接角膜反射。

（2）腹壁反射：被评估者仰卧，双下肢稍屈曲使腹壁放松，然后评估者用钝头竹签分别沿肋缘下、脐平和腹股沟上的方向，由外向内轻划两侧腹壁皮肤，分别称为上、中、下腹壁反射（图 10-2）。正常反应为上、中、下局部腹肌收缩。

（3）提睾反射：被评估者体位与腹壁反射评估相同，评估者用钝头竹签由下而上轻划男性被评估者股内侧上方皮肤，观察睾丸上提情况（见图 10-2）。正常反应为同侧提睾肌收缩，睾丸上提。

（4）跖反射：被评估者仰卧，下肢伸直，评估者手持其踝部，用钝头竹签划足底外侧，从足跟向前至小趾跖关节处再转向踇趾侧。正常反应为足趾向跖面屈曲。

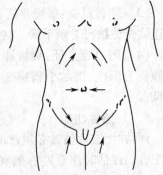

图 10-2 腹壁反射及提睾反射

（5）肛门反射：用钝头竹签轻划肛门周围皮肤。正常反应为肛门外括约肌收缩。

2. 深反射 又称腱反射，是刺激骨膜、肌腱，经深部感受器完成的反射。评估时，被评估者要配合，肢体肌肉要放松。评估者叩击力量要均等，两侧要对比。反射强度通常可根据表现进行分级（表 10-2）。

表 10-2　深反射强度分级与表现

分级	表现
-	反射消失
+	肌肉收缩存在,但无相应关节动作,为反射减弱
++	肌肉收缩并导致关节活动,为正常反射
+++	反射增强,可为正常或病理状况
++++	反射亢进并伴有非持续性阵挛,为病理状况
+++++	反射明显亢进并伴有持续性阵挛,为病理状况

（1）肱二头肌反射:评估者用左手托起被评估者肘部使其前臂屈曲,左手拇指置于被评估者肘部的肱二头肌肌腱上,其余四指托住肘关节,然后用右手持叩诊锤适度用力叩击左手拇指(图10-3)。正常反应为肱二头肌收缩,前臂快速屈曲。

（2）肱三头肌反射:被评估者外展上臂,半屈肘关节。评估者用左手托扶被评估者肘部,右手用叩诊锤直接叩击鹰嘴突上方的肱三头肌肌腱(图10-4)。正常反应为肱三头肌收缩,前臂伸展。

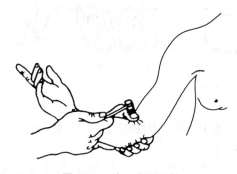

图 10-3　肱二头肌反射

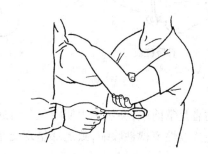

图 10-4　肱三头肌反射

（3）桡骨膜反射:被评估者前臂置于半屈半旋前位,评估者以左手托住其腕部,并使腕关节自然下垂,随即用叩诊锤叩击桡骨茎突,可引起肱桡肌收缩,产生屈肘和前臂旋前动作(图10-5)。

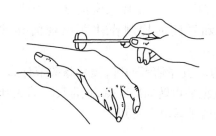

图 10-5　桡骨膜反射

（4）膝反射:坐位时,被评估者小腿完全松弛下垂,与大腿约成90°;仰卧位时,评估者用左手在腘窝处托起被评估者膝关节使之屈曲约120°,足跟不要离开床面,然后右手持叩诊锤叩击髌骨下方的股四头肌肌腱(图10-6)。正常反应为小腿伸展。

（5）跟腱反射:被评估者仰卧,髋、膝关节稍屈曲,下肢取外旋外展位,评估者用右手托被评估者足掌,使足部稍背屈,左手持叩诊锤叩击跟腱。也可以嘱被评估者跪于床边或椅子上,足悬床外,再叩击其跟腱(图10-7)。正常反应为腓肠肌收缩,足向跖面屈曲。

（6）阵挛:常见的有踝阵挛和髌阵挛两种。

1）踝阵挛:被评估者仰卧位,髋与膝关节稍屈,评估者一手持被评估者小腿,一手持被

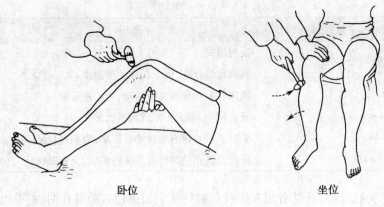

卧位　　　　　　　坐位

图 10-6　膝反射

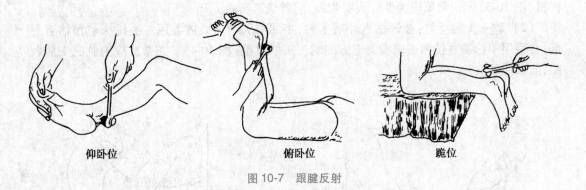

仰卧位　　　　　　俯卧位　　　　　　跪位

图 10-7　跟腱反射

评估者足掌前端,突然用力使踝关节背屈并维持(图 10-8)。阳性表现为腓肠肌与比目鱼肌发生连续性节律性收缩,致足部呈现交替性屈伸动作。

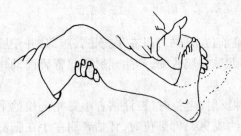

图 10-8　踝阵挛

2)髌阵挛:被评估者仰卧,下肢伸直,评估者以拇指与示指控住其髌骨上缘,用力向远端快速连续推动数次后维持推力(图 10-9)。阳性表现为股四头肌发生节律性收缩使髌骨上下移动。

3.病理反射　为锥体束病损时,大脑失去了对脑干和脊髓的抑制作用而出现的异常反射。

(1)巴宾斯基(Babinski)征:为最典型的病理反射。被评估者仰卧,髋及膝关节伸直,评估者用钝头竹签由足跟向前划足底外侧缘,至小趾近根部再转向踇趾侧,正常反应为足趾均不动或向跖面屈曲。阳性反应为踇趾缓缓背伸,其余四趾呈扇形展开。

(2)奥本海姆(Oppenheim)征:评估者用拇指及示指沿被评估者的胫骨前缘用力由上向下滑压,阳性表现同巴宾斯基征。

(3)戈登(Gordon)征:评估者用拇指和其他四指置于腓肠肌两侧,以适当

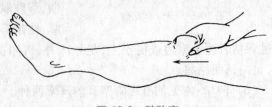

图 10-9　髌阵挛

的力量捏压,阳性表现同巴宾斯基征。

(4) 查多克(Chaddock)征:评估者用钝头竹签在被评估者外踝下方由后向前轻划足背外侧缘,至趾掌关节处,阳性表现同巴宾斯基征(图10-10)。

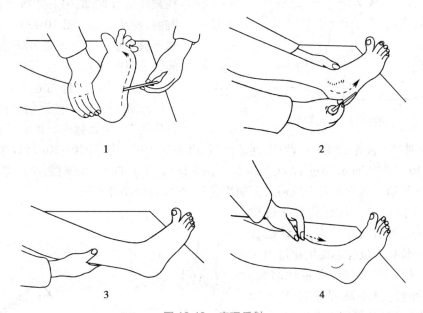

图 10-10 病理反射

1. 巴宾斯基征;2. 查多克征;3. 戈登征;4. 奥本海姆征。

(5) 霍夫曼(Hoffmann)征:评估者用左手持被评估者腕关节上方,右手以中指及示指夹住被评估者中指第二节,稍向上提,使腕关节处于轻度过伸位,用拇指迅速弹刮被评估者的中指指甲,若出现被评估者其余四指掌屈动作为阳性表现(图10-11)。此征为上肢锥体束征,也有认为是深反射亢进的表现。

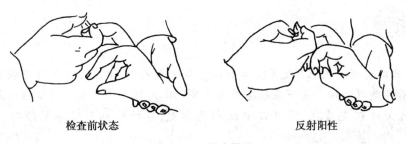

检查前状态　　　　　　　　　反射阳性

图 10-11 霍夫曼征

4. 脑膜刺激征　为脑膜受激惹的体征。

(1) 颈强直:被评估者去枕仰卧,双下肢伸直,评估者右手置于被评估者胸前,左手托其枕部并使其做被动屈颈动作。正常颈部柔软易屈,若颈有抵抗或下颏不能前屈并有痛苦表情,提示为颈强直。

(2) 克尼格(Kernig)征:被评估者仰卧,评估者托起被评估者一侧大腿,使髋、膝关节屈曲成直角,然后一手置于其膝关节前上方固定膝关节,另一手托其踝部,将被评估者小腿抬高尽量使其膝关节伸直(图10-12)。正常膝关节可伸达135°以上。阳性表现为伸膝受阻且

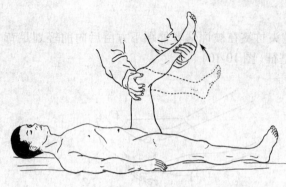

图 10-12 克尼格征

伴疼痛与屈肌痉挛。

（3）布鲁津斯基（Brudzinski）征：被评估者仰卧，下肢伸直，评估者用一手托被评估者枕部，另一手按于被评估者胸前，使头前屈（图 10-13）。正常表现双下肢不动。阳性表现为双侧膝关节和髋关节同时屈曲。

（五）自主神经功能

1. 眼心反射　被评估者仰卧，双眼自然闭合，计数脉率。评估者用左手中指、示指分别置于被评估者眼球两侧，逐渐加压，以不痛为限。加压 20~30s 后计数脉率，正常可减少 10~12 次/min，超过 12 次/min 提示副交感（迷走）神经功能增强，迷走神经麻痹则无反应。如压迫后脉率非但不减慢反而加快，提示交感神经功能亢进。

2. 卧立位试验　被评估者平卧位时计数脉率，然后起立站直，再计数脉率。若从卧位到立位脉率加快超过 10~12 次/min，提示交感神经兴奋性增强。从立位到卧位，脉率减慢超过 10~12 次/min，则为迷走神经兴奋性增强。

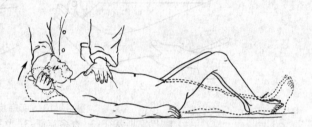

图 10-13 布鲁津斯基征

3. 颈动脉窦反射　被评估者取仰卧位或坐位，平静后计数脉率。让被评估者头稍转向欲压迫的对侧。评估者位于被评估者的身后，用手指压迫颈总动脉分支部（相当于胸锁乳突肌上 1/3 处），由前方逐渐向颈椎横突方向压迫，压迫时应在 5~30s 内逐渐增加手指压力，然后计数脉率。正常时脉率可减慢 6~10 次/min，反射增强提示副交感神经功能亢进。

知识链接

发汗试验

常用碘淀粉法。碘 1.5g，蓖麻油 10mL，与 95% 乙醇 100mL 混合成淡碘酊涂布于皮肤，干后再敷以淀粉。皮下注射毛果芸香碱 10mg，作用于交感神经节后纤维而引起出汗，出汗处淀粉变蓝色，无汗处皮肤颜色不变，可协助判断交感神经功能障碍的范围。

4. 竖毛反射　将冰块置于被评估者颈后或腋窝，数秒钟后可见竖毛肌收缩，毛囊处隆起如鸡皮。根据竖毛肌反射障碍的部位来判断交感神经功能障碍的范围。

5. 皮肤划痕试验　用钝头竹签在皮肤上适度加压划一条线，数秒钟后，皮肤先出现白色划痕（血管收缩）高出皮面，后变红，属于正常反应。如果白色划痕持续较久、超过 5min，提示交感神经兴奋性增高。如果红色划痕迅速出现、持续时间较长、明显增宽甚至隆起，提示副交感神经兴奋性增高或交感神经麻痹。

知识链接

Valsalva 动作

被评估者深吸气后,在屏气状态下用力做呼气动作 10～15s。计算此期间最长心搏间期与最短心搏间期的比值,正常人大于或等于1.4,若小于1.4则提示压力感受器功能不灵敏或其反射弧的传入纤维或传出纤维损害。

任务三 学生分组练习,互相评估并记录评估结果。

任务四 教师巡回指导。

任务五 教师抽查学生掌握情况,并进行矫正、点评,进一步强化技能的掌握。

任务六 教师进行总结与反馈。

任务七 学生完成实训报告书写。

【实训注意事项】

1. 评估时需要取得被评估者合作,要求肢体放松置于合适位置,转移注意力。

2. 感觉评估时被评估者必须意识清楚,高度合作,密切配合。闭眼,在接受感觉刺激时,立即主动回答,应避免询问其"有、无"的暗示。评估部位应充分暴露,注意两侧对称区的比较,必要时重复进行。

3. 反射评估时,被评估者应充分合作,避免紧张,肢体保持对称、放松和位置适当。叩击力量要均匀适当,要比较两侧的反应。

【强化练习】

1. 评估者用手以一定力量捏压病人腓肠肌,如反应为踇趾背伸,余趾呈扇形展开为

A. Babinski 征阳性　　　　B. Hoffmann 征阳性　　　　C. Oppenheim 征阳性

D. Gordon 征阳性　　　　E. Brudzinski 征阳性

2. 脑膜刺激征包括

A. 颈强直、Kernig 征和 Babinski 征阳性　　B. Kernig 征、Gordon 征和 Brudzinski 征阳性

C. 颈强直、Kernig 征和 Brudzinski 征阳性　　D. Gordon 征、Babinski 征和 Oppenheim 征阳性

E. 颈强直、Babinski 征和 Oppenheim 征阳性

3. 评估克尼格征时膝关节在多少度有抵抗感为阳性

A. 100°　　　　B. 135°　　　　C. 145°　　　　D. 155°　　　　E. 165°

4. 下列属于浅反射的是

A. 肱二头肌反射　　　　B. 膝反射　　　　C. 桡骨膜反射

D. 跟腱反射　　　　E. 角膜反射

5. 2级肌力表现为

A. 肢体能水平移动而不能抬起　　　　B. 可见肌肉收缩而无肢体运动

C. 完全瘫痪　　　　D. 肢体能抬离床面,但不能抗阻力

E. 能做抗阻力动作,但较正常差

【**考核标准**】（表10-3，表10-4，表10-5）

表 10-3　脑神经评估考核标准

项目/分	具体内容和评分细则		满分	得分	备注
操作前准备（5）	着装整洁,仪表端庄,洗手		1		
	用物备齐,摆放有序		1		
	核对被评估者姓名、床号		1		
	介绍自己及将要进行的评估,取得合作		1		
	协助被评估者取坐位或仰卧位 站在被评估者右侧		1		
嗅神经（9）	有无嗅觉减退和丧失、嗅觉过敏以及幻嗅		5		
	双侧比较		4		
视神经（12）	视力	注意有无远近视力障碍	4		
	视野	有无视野缺陷及其缺陷类型	4		
	眼底	有无视乳头水肿、视神经有无改变	4		
动眼、滑车、展神经（15）	眼裂:是否双侧对称,有无上眼睑下垂		3		
	眼球运动		3		
	瞳孔对光反射		3		
	调节反射		3		
	注意有无复视和眼球震颤		3		
三叉神经（16）	面部感觉		4		
	角膜反射		4		
	运动功能		4		
	下颌反射		4		
面神经（8）	面部肌肉运动		4		
	舌前 2/3 味觉		4		
位听神经（8）	听力		4		
	前庭功能		4		
舌咽、迷走神经（12）	运动:有无发声嘶哑、呛咳、吞咽困难		4		
	咽反射		4		
	咽后壁感觉		4		
副神经（5）	耸肩及转头运动		5		
舌下神经（5）	有无伸舌偏斜、舌肌萎缩和肌束颤动		5		
整体评估（5）	操作熟练		1		
	顺序、手法正确		2		
	人文关怀		2		
共计			100		

表 10-4　感觉功能和运动功能评估考核标准

项目/分	具体内容和评分细则	满分	得分	备注
操作前准备(5)	着装整洁,仪表端庄,洗手	1		
	用物备齐,摆放有序	1		
	核对被评估者姓名、床号	1		
	介绍自己及将要进行的评估,取得合作	1		
	协助被评估者取坐位或仰卧位,正确暴露评估部位站在被评估者右侧	1		
感觉功能评估原则(10)	先评估感觉缺失部位,再评估正常部位	4		
	一般从远端查向近端,左右比较,避免暗示	6		
浅感觉(15)	痛觉	5		
	触觉	5		
	温度觉	5		
深感觉(15)	运动觉	5		
	位置觉	5		
	振动觉	5		
复合感觉(12)	皮肤定位觉	3		
	两点辨别觉	3		
	实体觉	3		
	体表图形觉	3		
肌力(18)	检测四肢肌力	10		
	描述肌力大小	8		
肌张力(8)	比较四肢的肌张力	4		
	描述有无肌张力增高或减低	4		
不自主运动(4)	有无不能随意控制的肌阵挛、震颤、舞蹈样动作、手足徐动等	2		
	观察不自主运动的形式、部位、程度、规律和过程	2		
共济运动(8)	指鼻试验	2		
	跟-膝-胫试验	2		
	轮替动作	2		
	闭目难立征	2		
整体评估(5)	操作熟练	1		
	顺序、手法正确	2		
	人文关怀	2		
共计		100		

表 10-5 神经反射评估考核标准

项目/分	具体内容和评分细则	满分	得分	备注
操作前准备(5)	着装整洁,仪表端庄,洗手	1		
	用物备齐,摆放有序	1		
	核对被评估者姓名、床号	1		
	介绍自己及将要进行的评估,取得合作	1		
	协助被评估者取坐位或仰卧位 站在被评估者右侧	1		
浅反射(25)	角膜反射	5		
	腹壁反射	5		
	提睾反射	5		
	跖反射	5		
	肛门反射	5		
深反射(25)	肱二头肌反射	5		
	肱三头肌反射	5		
	桡骨骨膜反射	5		
	膝反射	5		
	跟腱反射	5		
阵挛(6)	踝阵挛	3		
	髌阵挛	3		
病理反射(15)	巴宾斯基(Babinski)征	3		
	奥本海姆(Oppenheim)征	3		
	戈登(Gordon)征	3		
	查多克(Chaddock)征	3		
	霍夫曼(Hoffmann)征	3		
脑膜刺激征(9)	颈强直	3		
	克尼格(Kernig)征	3		
	布鲁津斯基(Brudzinski)征	3		
自主神经功能(10)	眼心反射	2		
	卧立位试验	2		
	颈动脉窦反射	2		
	竖毛反射	2		
	皮肤划痕试验	2		
整体评估(5)	操作熟练	1		
	顺序、手法正确	2		
	人文关怀	2		
共计		100		

(牛继平)

实训十一

尿 液 检 查

学习目标
1. 掌握：尿液标本的采集方法。
2. 熟悉：尿液常规检查的项目及参考值。
3. 了解：尿液常规检查的临床意义。
4. 学会用尿八联目测试纸检测尿液。
5. 具有准确地判断测定结果的能力，在评估中养成认真、细致的工作作风，培养爱伤观念。

▶导入情景

病人，女，32岁。尿急、尿频、尿痛 2d，体温 38.9℃。尿液检查：外观尿液呈淡红色、浑浊，尿蛋白定性（＋＋），镜检红细胞和白细胞满视野，有大量白细胞管型和红细胞管型。
请思考：
1. 该病人可能出现了什么情况？
2. 请列出该病人的主要护理诊断及医护合作性问题。
3. 尿液采集时应注意什么？

【思维导图】（图 11-1）

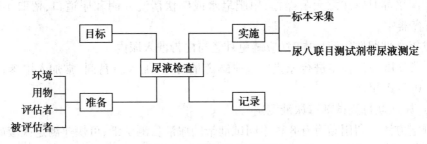

图 11-1　尿液检查思维导图

【实训准备】

1. 环境准备
（1）环境整洁、安静。
（2）光线充足，室温适宜。
2. 用物准备
（1）一次性尿常规标本容器，尿液分析试纸，标准比色板。
（2）评估记录单、笔。

（3）免洗手消毒剂。

3. 评估者准备

（1）衣帽整齐，举止端庄，态度和蔼，洗手并消毒双手。

（2）确认被评估者信息。

（3）告知被评估者尿液标本采集目的及注意事项。

4. 被评估者准备　理解尿液标本采集目的和方法，能协助配合。

【实训内容】

1. 尿液常规检查。

2. 尿八联目测试剂带尿液测定。

【实训流程】

任务一　教师运用多媒体视频展示尿液一般检查，学生观摩。

任务二　教师示教尿八联目测试剂带测定内容和方法。

（一）标本采集

尿液检查是临床最常用的检查之一，也是泌尿系统疾病诊断、疗效观察和预后判断的首选检查项目。尿液检查目的不同，标本采集方法也不同。收集时一定要分辨检查目的，正确采集尿标本是保证检查结果准确、可靠的前提。

1. 收集标本的容器要求清洁、干燥且为一次性使用。容器上要注明被检者姓名、病区、床号等。

2. 留取新鲜尿液及时送检。常规尿标本采集除测定尿比重需留取 100mL 外，其余检验留取 30~50mL 即可。

3. 肾脏疾病或早期妊娠诊断试验时，以晨尿为好。

4. 糖尿病病人应注意空腹留尿，否则应注明留尿时间。

5. 细菌培养时应注意无菌操作，用肥皂水或碘伏清洗外阴和尿道口，留取中段尿或导尿于灭菌容器中。

6. 成年女性留取尿液标本时，应避免月经与白带混入尿内。

7. 采集 24h 尿液标本进行尿蛋白或尿酮定量时，应加入防腐剂，常加入甲苯；每 100mL 尿液加入 0.5mL 甲苯。

（二）尿八联目测试剂带尿液测定

1. 测定方法　利用黏附有 8 种不同试剂带的尿液目测试纸，可快速测定尿液的隐血、亚硝酸盐、酸碱反应、尿胆原、尿胆红素、蛋白质、葡萄糖、酮体。

（1）将约 10mL 新鲜尿液置入一次性尿杯内。

（2）取尿八联目测试剂带一条，手持试剂带空白端，把试剂带上黏附的 8 种不同试剂薄片浸入新鲜尿液中湿透（约 1s），将试剂带的边缘沿着尿杯口轻轻带出，以去除残余的尿液，与标准比色板对照，比色时间 60s。记录结果。

2. 检测项目及参考值见表 11-1。

尿液常规检查包括一般性状检查、化学检查、显微镜检查。目前，尿液检查已基本上被尿液干化学方法和尿沉渣分析仪法所取代，两者均可快速准确地打印出数据结果，但尿沉渣镜检仍不可缺少。

表 11-1　尿八联试纸检测项目及参考值

检查项目	英文缩写	参考值
尿亚硝酸盐	NIT	阴性
尿酸碱度	pH	5.5~6.5
尿蛋白质	PRO	阴性
尿葡萄糖	GLU	阴性
潜血	BLD	阴性
尿酮体	KET	阴性
尿胆红素	UBIL	阴性
尿胆原	URO	阴性或弱阳性

知识链接

尿液检测项目的选择应用

1. 常规检查或健康体检　可选用尿液自动分析仪,对尿液一般性状进行检查。对已确诊或者怀疑有泌尿系统疾病的病人,必须进行尿沉渣检查,以避免漏诊及准确了解病变程度。

2. 尿蛋白定性检查方法的选择　健康体检、疾病筛查、现场快速检查、初次就诊病人等可采用干化学试带法或磺基水杨酸法。需疗效观察或预后判断时,还要进行尿蛋白定量和特定蛋白质的分析。

3. 联合检查肾功能　对患有高血压、糖尿病、系统性红斑狼疮等可导致肾脏病变的全身性疾病的病人,为尽早发现肾损害,应选择和应用较灵敏的尿液 α_1-微球蛋白、β_2-微球蛋白、微量清蛋白等检查。

任务三　学生分组练习,互相评估并记录评估结果。
任务四　教师巡回指导。
任务五　教师抽查学生掌握情况,并进行矫正、点评,进一步强化技能的掌握。
任务六　教师进行总结与反馈。
任务七　学生完成实训报告书写。

【实训注意事项】

1. 保持环境安静,有良好的自然光线。

2. 要正确采集尿液标本,避免因标本采集不当影响检测结果。

3. 尿糖定性或尿蛋白定性阳性时,应排除生理性因素的影响。

4. 尿八联目测试剂带测定方便快捷,但不能代替尿液的显微镜检查,应注意其应用指征及范围。

5. 用过的试纸条不可以再使用,应作为普通医疗垃圾处理。

【强化练习】

1. 24h 尿蛋白定量检查,其标本内应加入的防腐剂是

A. 甲苯   B. 甲醛   C. 甲醇   D. 苯甲酸   E. 二甲苯

2. 镜下血尿常见于

A. 肾炎   B. 肾盂肾炎   C. 肾结核   D. 肾癌   E. 以上均可

3. 下列哪项检查最适用于糖尿病病人

A. 尿比重   B. 尿蛋白定性   C. 尿糖定性

D. 尿细胞和管型的检查   E. 尿胆红素测定

4. 正常人尿液中可出现

A. 透明管型   B. 细胞管型   C. 颗粒管型   D. 脂肪管型   E. 蜡样管型

5. 新鲜尿液有氨臭味提示

A. 糖尿病酮症酸中毒   B. 有机磷杀虫剂中毒   C. 慢性膀胱炎

D. 苯丙酮酸尿   E. 以上都不是

【考核标准】(表 11-2)

表 11-2　尿液检查考核标准

项目/分	具体内容及要求	满分	得分	备注
操作前准备 (10)	着装整洁,仪表端庄,洗手,必要时戴手套	2		
	用物备齐,摆放有序	2		
	核对被评估者姓名、床号、检查项目	2		
	介绍自己及将要进行的评估,嘱被评估者正确留取尿标本,取得合作	2		
	语言规范,态度温和	2		
操作过程(80)	将尿液标本置入一次性尿杯内方法正确	10		
	取尿八联目测试剂带方法正确	15		
	把试剂带上的 8 种不同试剂薄片浸入标本方法正确	15		
	比色方法、比色时间正确	15		
	记录结果正确	15		
	用物处理恰当	5		
	洗手	5		
整体评估(10)	操作熟练	2		
	顺序、手法正确	4		
	人文关怀	4		
共计		100		

(牛继平)

实训十二

末梢血糖监测

> 学习目标
>
> 1. 掌握：末梢血糖监测方法。
> 2. 熟悉：空腹血糖参考值。
> 3. 了解：空腹血糖异常变化的临床意义。
> 4. 学会指导被评估者进行正确的末梢血糖监测方法。
> 5. 具有准确地判断评估结果的能力，在评估中养成认真、细致的工作作风，培养爱伤观念。

【导入情景】

病人，男，18岁。3个月前无明显诱因出现烦渴、多饮、尿量增多，经常乏力，体重明显减轻。其父亲患有糖尿病9年。请思考：

1. 你认为该病人可能患了何种疾病？
2. 应做哪些实验室检查以明确诊断？

【思维导图】（图12-1）

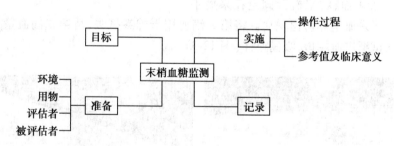

图 12-1 末梢血糖监测思维导图

【实训准备】

1. 环境准备
（1）清洁、安静。
（2）光线充足，室温适宜。
2. 用物准备
（1）治疗盘，75%乙醇，消毒棉签，血糖仪，血糖试纸，采血笔，采血针。
（2）评估记录单、笔。
（3）免洗手消毒剂。
3. 评估者准备
（1）确认被评估者信息。

（2）衣帽整齐，举止端庄，态度和蔼，洗手并消毒双手。

（3）快速血糖仪安装电池，插入代码牌校准（有的仪器需要），检查血糖试条与血糖仪型号是否相符。

4. 被评估者准备　温水清洁双手，取平卧位或坐位，暴露采血部位。

【实训内容】

末梢血糖监测。

【实训流程】

任务一　教师运用多媒体视频展示血糖检测方法及临床意义，学生观摩。

任务二　教师示教末梢血糖监测内容和方法。

（一）操作过程

1. 拧开采血笔调节头，放入采血针。

2. 拧开采血针保护帽，不要丢弃（保护帽于采血后退针时防护用）。

3. 根据皮肤情况调整采血针深度（1最浅，随数字增大深度增加），将采血笔拉柄向后拉，听到"咔哒"声响后放开。

4. 用75%乙醇消毒采血指端皮肤（图12-2），待干。

5. 开机，将血糖试纸插入血糖仪。

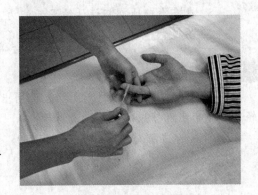

图 12-2　消毒指端皮肤

6. 毛细血管采血，将采血针固定在采血手指的指腹并按下采血笔弹射钮采血。将第一滴血用干棉签拭去，待第二滴血量足够之后将血样轻触血糖试纸进血端口，吸满血样（图12-3）。

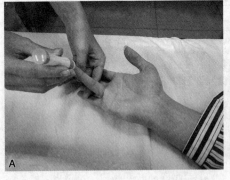
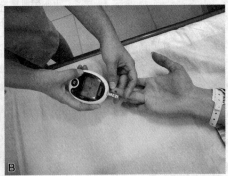

图 12-3　采血

7. 待屏幕显示所测的血糖值，读取结果（图12-4），并告知被评估者。

8. 协助被评估者用干棉签按压采血处，记录结果，关闭血糖仪。

9. 把用过的试纸从血糖仪上取下，放入医疗垃圾袋中；用过的采血针盖上采血针保护帽，放入锐器盒中。

10. 整理用物，洗手。

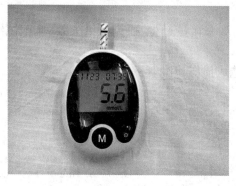

图 12-4 末梢血糖监测读取结果

（二）参考值及临床意义

血糖即血液中的葡萄糖。空腹血糖是诊断糖代谢紊乱最常用和最重要的指标。

1. 参考值 成人空腹血糖 3.9~6.1mmol/L（葡萄糖氧化酶法）。

2. 临床意义 血糖检测是目前诊断糖尿病的主要依据，也是判断糖尿病病情及其控制程度的主要指标。

（1）血糖增高：空腹血糖增高而未达到诊断糖尿病标准时，称为空腹血糖受损，空腹血糖增高超过 7mmol/L 时称为高糖血症。当空腹血糖超过 9mmol/L 时尿糖即可呈现阳性。

1）生理性增高：见于餐后 1~2h 及摄入高糖食物、剧烈运动、情绪激动等。

2）病理性增高：①1 型和 2 型糖尿病，空腹血糖增高是诊断糖尿病的主要依据。②内分泌疾病，如甲状腺功能亢进症、巨人症、皮质醇增多症和胰高血糖素瘤等。③应激性高血糖，如颅脑损伤、急性脑血管病、中枢神经系统感染、心肌梗死、大面积烧伤等。④肝脏和胰腺疾病，如严重的肝病、坏死性胰腺炎、胰腺癌等。⑤药物影响，如口服避孕药、噻嗪类利尿剂、泼尼松等。⑥其他，高热、呕吐、腹泻、脱水、缺氧、麻醉等。

（2）血糖降低：当空腹血糖低于 3.9mmol/L 为血糖降低，空腹血糖低于 2.8mmol/L 为低糖血症。

1）生理性降低：见于饥饿、剧烈运动后、妊娠期等。

2）病理性降低：主要见于胰岛素用量过多、口服降糖药过量、重型肝炎、肝硬化、严重营养不良等。

知识链接

高糖血症分度

根据空腹血糖水平将高糖血症分为 3 度。①空腹血糖 7~8.4mmol/L 为轻度增高。②空腹血糖 8.4~10.1mmol/L 为中度增高。③大于 10.1mmol/L 为重度增高。

任务三 学生分组练习，互相评估，并记录评估结果。

任务四 教师巡回指导。

任务五 教师抽查学生掌握情况，并进行矫正、点评，进一步强化技能的掌握。

任务六 教师进行总结与反馈。

任务七 学生完成实训报告书写。

【实训注意事项】

1. 保持环境安静，良好的自然光线。

2. 快速血糖测定仪携带方便，不需要特殊训练，可随时快速检测血糖结果，故适合糖尿病病人自我血糖监测。但是要判断糖尿病病情和控制程度，必须以静脉血糖为依据。要定期抽静脉血测定血糖，以了解所用快速血糖仪是否准确。

3. 不同品牌和型号的血糖仪使用方法略有不同，使用快速血糖测定仪前应认真阅读使用说明书。

4. 规范操作,避免对测定结果有影响的因素,如采血量过少、血糖试纸失效、血糖试纸代码与血糖仪代码不符、手指消毒乙醇未干等。

5. 正确处理废弃的采血针和血糖试纸,防止造成损伤和污染。

6. 严肃认真,尊重、爱护被评估者。

【强化练习】

1. 成人空腹血糖参考值为

A. 3.9~6.1mmol/L   B. 7mmol/L   C. 7~8.4mmol/L

D. 8.4~10.1mmol/L   E. 大于 10.1mmol/L

2. 根据空腹血糖水平将高糖血症分为 3 度,中度增高为

A. 空腹血糖 7~8.4mmol/L   B. 空腹血糖 8.4~10.1mmol/L

C. 空腹血糖大于 10.1mmol/L   D. 空腹血糖大于 9mmol/L

E. 空腹血糖 3.9~6.1mmol/L

3. 空腹血糖低于多少为低糖血症

A. 2.8mmol/L   B. 3.9mmol/L   C. 6.1mmol/L

D. 7mmol/L   E. 9mmol/L

4. 高糖血症为空腹血糖增高超过

A. 2.8mmol/L   B. 3.9mmol/L   C. 6.1mmol/L

D. 7mmol/L   E. 10.1mmol/L

5. 当空腹血糖超过多少时尿糖即可呈现阳性

A. 9mmol/L   B. 8.4mmol/L   C. 7mmol/L

D. 6.1mmol/L   E. 3.9mmol/L

【考核标准】(表 12-1)

表 12-1 末梢血糖监测考核标准

项目/分	具体内容及要求	满分	得分	备注
操作前准备 (10)	着装整洁,仪表端庄,洗手,必要时戴手套	2		
	用物备齐,摆放有序	2		
	核对被评估者姓名、床号、检查项目	2		
	介绍自己及将要进行的评估,嘱被评估者温水清洁双手,取平卧位或坐位,暴露采血部位	2		
	语言规范,态度温和	2		
操作过程(80)	安装采血针方法正确,调整采血针深度	10		
	用 75% 乙醇消毒采血指端皮肤部位正确,方法正确	15		
	开机,插入血糖试纸方法正确	15		
	采血方法正确,一次成功	15		
	取血样方法正确,读取结果准确	15		
	用物处理恰当	5		
	洗手	5		

续表

项目/分	具体内容及要求	满分	得分	备注
整体评估(10)	操作熟练	2		
	顺序、手法正确	4		
	人文关怀	4		
共计		100		

（牛继平）

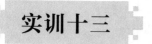

实训十三

口服葡萄糖耐量试验

学习目标

1. 掌握:口服葡萄糖耐量试验的检测方法。
2. 熟悉:口服葡萄糖耐量试验参考值。
3. 了解:口服葡萄糖耐量试验的临床意义。
4. 学会对被评估者进行口服葡萄糖耐量试验并判断其结果有无异常。
5. 具有准确地判断评估结果的能力,在评估中养成认真、细致的工作作风,培养爱伤观念。

> 导入情景

病人,男性,58 岁。口渴、多饮 2 个月。空腹血糖测定 16.5mmol/L,尿糖(+++)。请思考:

1. 该检查结果说明什么问题?
2. 是否需要再选做葡萄糖耐量试验? 为什么?

【思维导图】（图13-1）

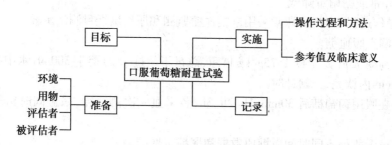

图 13-1　口服葡萄糖耐量试验思维导图

【实训准备】

1. 环境准备
(1) 清洁、安静。
(2) 光线充足,室温适宜。
(3) 消毒液布擦拭操作台。
2. 用物准备
(1) 治疗盘,75%乙醇,消毒棉签,血糖仪,血糖试纸,采血笔,采血针。葡萄糖,白开水,计时器,一次性口杯。尿糖试纸,一次性尿杯。
(2) 评估记录单、笔。
(3) 免洗手消毒剂。
3. 评估者准备
(1) 衣帽整齐,举止端庄,态度和蔼,洗手并消毒双手。
(2) 确认被评估者信息,告知被评估者标本采集目的及注意事项。
(3) 协助被评估者取坐位。
4. 被评估者准备
(1) 试验前 3d 正常进食及活动,停用影响糖代谢的药物。
(2) 受试前晚餐后禁食 10~16h。
(3) 理解试验目的和方法,能协助配合。
(4) 整个试验过程不能吸烟、饮茶、喝咖啡。

【实训内容】

口服葡萄糖耐量试验的内容和方法。

【实训流程】

任务一 教师运用多媒体视频展示口服葡萄糖耐量试验检测方法及临床意义,学生观摩。
任务二 教师示教口服葡萄糖耐量试验的内容和方法。
口服葡萄糖耐量试验(OGTT)是了解人体血糖调节功能的葡萄糖负荷试验。主要用于诊断症状不明显或血糖升高不明显的可疑糖尿病和判断糖耐量异常。正常人一次口服 75g 葡萄糖,血糖浓度略升高且 2h 后即恢复正常,称为耐糖现象;当糖代谢紊乱时,口服同样剂量的葡萄糖后,血糖水平急剧增高或升高不明显,短时间内不能降至空腹水平或原来水平,称为糖耐量异常或糖耐量降低。

(一) 操作过程和方法(课堂采用末梢血糖监测和尿糖试纸目测法示教)
1. 采血测空腹血糖。
2. 将葡萄糖 75g(儿童按 1.75g/kg 体重,总量不超过 75g)溶于 300mL 水中嘱被评估者空腹口服,5min 内饮完,开始计时。
3. 分别在服用葡萄糖后 30min、1h、2h、3h,各采血一次测血糖,采血同时留取尿标本做尿糖定性。
4. 分别记录所得不同时间血糖值数据和尿糖定性结果。
5. 协助被评估者取舒适体位。
6. 用过的采血针置于锐器盒内,用过的棉签、血糖试纸、尿糖试纸作为普通医疗垃圾处理。

7. 整理用物,洗手。

（二）参考值及临床意义

1. 参考值

（1）空腹血糖 3.9~6.1mmol/L。

（2）服糖后 0.5~1h 血糖浓度达高峰,一般为 7.8~9mmol/L,峰值<11.1mmol/L。

（3）2h 血糖<7.8mmol/L。

（4）3h 血糖应恢复至空腹水平。

（5）各检测时间点的尿糖定性均为阴性。

2. 临床意义　口服葡萄糖耐量试验是糖尿病和低糖血症的重要诊断性试验,临床上主要用于诊断糖尿病和判断糖耐量异常。

（1）诊断糖尿病。临床上有以下条件之一者,即可诊断糖尿病:

1）具有糖尿病症状,空腹血糖≥7mmol/L。

2）口服葡萄糖耐量试验峰值>11.1mmol/L,2h 血糖仍≥11.1mmol/L。

3）具有糖尿病症状,随机血糖≥11.1mmol/L 且出现尿糖阳性。

（2）判断糖耐量异常:有糖耐量减低和糖耐量增高两种。

1）糖耐量减低:指空腹血糖<7mmol/L,服糖后 2h 血糖浓度为 7.8~11.1mmol/L。见于 2 型糖尿病、痛风、肥胖症、甲状腺功能亢进症等。

2）糖耐量增高:指空腹血糖降低,口服葡萄糖后血糖上升不明显,2h 后仍处于低水平。常见于胰岛 β 细胞瘤、肾上腺皮质功能减退症和腺垂体功能减退症等。

知识链接

口服葡萄糖耐量试验的适应证

1. 无糖尿病症状,随机血糖或空腹血糖异常,以及有一过性或持续性糖尿者。

2. 无糖尿病症状,但有明显的糖尿病家族史。

3. 有糖尿病症状,但空腹血糖未达到诊断标准者。

4. 妊娠期、甲状腺功能亢进症、肝脏疾病时出现糖尿者。

5. 分娩巨大胎儿或有巨大胎儿史的妇女。

6. 原因不明的肾脏疾病或视网膜病变。

任务三　学生分组练习,互相评估,并记录评估结果。

任务四　教师巡回指导。

任务五　教师抽查学生掌握情况,并进行矫正、点评,进一步强化技能的掌握。

任务六　教师进行总结与反馈。

任务七　学生完成实训报告书写。

【实训注意事项】

1. 保持环境安静,良好的自然光线。

2. 试验前 3d 正常进食,每日碳水化合物不少于 200g,停用影响糖代谢的药物,可维持正常的活动。

3. 受试前晚餐后禁食 10~16h。

4. 被评估者整个试验过程不能吸烟、饮茶、喝咖啡。

5. 规范操作,避免对测定结果有影响的因素。

6. 正确处理废弃的采血针和血糖、尿糖试纸,防止造成损伤和污染。

7. 严肃认真,尊重、爱护被评估者。

【强化练习】

1. 诊断糖耐量减低的标准是

A. 空腹血糖 3.9~6.1mmol/L
B. 空腹血糖>10.1mmol/L
C. 空腹血糖 7~8.4mmol/L
D. 空腹血糖 8.4~10.1mmol/L
E. 空腹血糖<7mmol/L,服糖后 2h 血糖 7.8~11.1mmol/L

2. 可作为糖尿病诊断和长期监控指标的是

A. 空腹血糖
B. 餐后 2h 血糖
C. 尿糖
D. 糖化血红蛋白
E. 随机血糖

3. 口服葡萄糖耐量试验受试前晚餐后禁食

A. 2~6h
B. 6~10h
C. 10~16h
D. 16~20h
E. 20~24h

4. 口服葡萄糖耐量试验受试者一次口服葡萄糖

A. 55g
B. 65g
C. 75g
D. 85g
E. 95g

5. 能引起空腹血糖升高的原因不包括

A. 糖尿病
B. 甲状腺功能亢进症
C. 坏死性胰腺炎
D. 胰岛素用量过大
E. 急性颅脑损伤

【考核标准】(表13-1)

表 13-1 口服葡萄糖耐量试验考核标准

项目/分	具体内容及要求	满分	得分	备注
操作前准备 (10)	着装整洁,仪表端庄,洗手,必要时戴手套	2		
	用物备齐,摆放有序	2		
	核对被评估者姓名、床号、检查项目	2		
	向被评估者说明评估的目的及要求,取得配合	2		
	语言规范,态度温和,协助被评估者取坐位或卧位	2		
操作过程(80)	采血测空腹血糖方法正确	10		
	将葡萄糖 75g(儿童按 1.75g/kg 体重,总量不超过 75g)溶于 300mL 水中嘱被评估者空腹口服,5min 内饮完,开始计时。方法正确	15		
	在被评估者服用葡萄糖后 30min、1h、2h、3h 各采血一次测血糖,方法正确	15		
	采血同时分别留取尿标本做尿糖定性,方法正确	15		
	记录所得不同时间血糖值数据和尿糖定性结果,读取结果准确	15		
	用物处理恰当	5		
	洗手	5		

续表

项目/分	具体内容及要求	满分	得分	备注
整体评估(10)	操作熟练	2		
	顺序、手法正确	4		
	人文关怀	4		
共计		100		

（牛继平）

实训十四

心电图描记

学习目标

1. 掌握：12 导联心电图各导联的连接方式。
2. 熟悉：心电图测量方法。
3. 了解：心电图的临床应用。
4. 学会 12 导联心电图描记的操作方法，识别心电图各波及间期，能够对各波、间期进行测量，计算心率。
5. 具有初步判断结果的能力，在评估中养成认真、细致的工作作风，培养爱伤观念。

▷ 导入情景

学生，男，20 岁。平素体健，今天学习健康评估实训课心电图描记项目，请该同学模拟病人配合老师做示教。请思考：

1. 在做心电图检查之前需做哪些准备工作？
2. 如何正确连接肢体导联和胸壁导联？
3. 请设定合适的心电图纸速和定标电压。

【思维导图】（图 14-1）

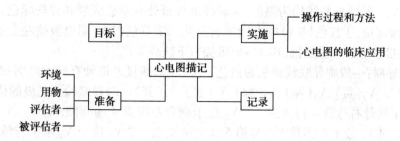

图 14-1　心电图描记思维导图

【实训准备】

1. 环境准备
（1）清洁、安静。
（2）光线充足，室温适宜。
（3）准备布帘或屏风，注意隐私保护，关好门窗。

2. 用物准备
（1）心电图机，导联线，心电图纸，导电膏，75%乙醇，消毒棉签，分规，直尺。
（2）评估记录单、笔。
（3）免洗手消毒剂。

3. 评估者准备
（1）衣帽整齐，举止端庄，态度和蔼，洗手。
（2）确认被评估者信息，告知被评估者评估目的及注意事项，消除紧张情绪。
（3）检查电压是否正常。

4. 被评估者准备
（1）评估前禁止吸烟和饮用咖啡，并在安静环境下休息 5~10min。
（2）取仰卧位，暴露电极安放部位。
（3）取下身上金属饰品、手表、手机等干扰物品。
（4）理解检查目的和方法，能协助配合。

【实训内容】

1. 心电图导联的连接方式和描记方法。
2. 识别心电图各波及间期，对各波、间期进行测量，计算心率。

【实训流程】

任务一 教师运用多媒体视频展示心电图描记方法及临床意义，学生观摩。
任务二 教师讲解示教 12 导联心电图的连接方式和描记方法。

（一）操作过程和方法
1. 打开心电图机电源开关，检查机器性能，查看有无心电图记录纸。
2. 协助被评估者仰卧于检查床上，暴露手腕、足踝和前胸壁电极安放部位。
3. 人体放置电极的部位，应先用乙醇脱脂，再涂抹电极膏，以减少皮肤电阻。
4. 将导联电极与人体各部位连接。

（1）肢体导联：上肢电极板固定于腕关节曲侧上方 3cm 处，下肢电极板固定于下肢内踝上方 3cm 处。肢体导联线均为黑色，末端接电极板处有颜色区别和导联标记。肢体导联检测电极连接部位：①红色（RA）端电极接右上肢。②黄色（LA）端电极接左上肢。③绿色（LL）端电极接左下肢。④黑色（RL）端电极接右下肢。

（2）胸导联：一般胸导联线颜色为白色，导联线末端接电极处有颜色区别和导联标记，依次为 V_1（红）、V_2（黄）、V_3（绿）、V_4（棕）、V_5（黑）、V_6（紫）。胸导联检测电极的位置（图 14-2）：①V_1 位于胸骨右缘第 4 肋间隙。②V_2 位于胸骨左缘第 4 肋间隙。③V_3 位于 V_2 与 V_4 连线的中点。④V_4 位于左锁骨中线与第 5 肋间隙交点。⑤V_5 位于 V_4 水平与腋前线交点。⑥V_6 位于 V_4 水平与腋中线交点。按顺序使用碗状电极吸附在相关导联体表位置进行

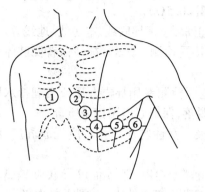

图 14-2 胸导联检测电极的位置

连接。

5. 选择调节心电图机的走纸速度、定准电压。

6. 启动导联选择按钮,按开始键,依Ⅰ、Ⅱ、Ⅲ、aVR、aVL、aVF、V_1、V_2、V_3、V_4、V_5、V_6 顺序描记。一般每导联描记 4~6 个波形。如有心律失常时可任意延长描记时间,通常选择描记的导联是Ⅱ和 V_5。

7. 描记完毕,按停止键,关闭电源,取下电极,并协助被评估者整衣下床。

8. 在心电图纸上注明姓名、性别、年龄、日期及导联名称。

9. 关闭心电图机,拔掉电源,拔除地线,分类整理物品。

10. 测量所描记的心电图各波、间期,计算心率,初步判断结果。

(二) 心电图的临床应用

人体是一个容积导体,心脏在机械收缩之前,先产生电激动,心脏电激动产生的微小电流可传导到体表。利用心电图机将心脏在每一心动周期所产生的电流变化记录下来的一条连续曲线称为心电图。心电图在疾病的诊断上有一定价值,但也有其局限性。在作出心电图诊断时,须结合其他临床资料,以作出比较正确的判断。

1. 心电图对各种心律失常的诊断,有决定性价值。

2. 对心肌梗死的定性、定位、分期的判断具有重要的临床价值。

3. 协助诊断心房肥大、心室肥大。

4. 对慢性冠状动脉供血不足、心包炎、心肌炎、心肌病有一定的辅助诊断价值。

5. 观察某些药物对心肌的影响,如洋地黄、奎尼丁等。

6. 观察某些电解质紊乱,如血钙、血钾的过高或过低。

知识链接

动态心电图

动态心电图检查首先由美国学者 Holter 于 20 世纪 60 年代初期应用于临床,故又称之为 Holter 监测。动态心电图可提供受检者 24h 的动态心电活动信息,已成为临床上被广泛使用的无创性心血管病诊断手段之一。动态心电图可以检测到常规心电图检查不易发现的一过性异常心电图改变。还可以结合、分析受检者的生活日志,了解受检者的症状、活动状态及服用药物等与心电图变化之间的关系。

任务三 学生分组练习,互相评估。

任务四 教师巡回指导。

任务五 教师检查学生掌握情况,并进行矫正、点评,进一步强化技能的掌握。

任务六 教师进行总结与反馈。

任务七 学生完成实训报告书写。

【实训注意事项】

1. 室温宜保持在 18℃ 以上,检查室远离大型电器设备,检查床宽度不小于 80cm。如使用交流电操作,心电图机必须有可靠的接地线(接地电阻<0.5Ω)。

2. 工作开始前检查心电图机各条线缆的连接是否正常,包括导联线、电源线、地线等。

3. 被评估者应在觉醒状态下,休息 5min 后仰卧位接受检测,检测时被评估者要肢体放松、平静呼吸。

4. 电极安置部位的皮肤应先做清洁,然后涂以心电图检测专用导电介质或生理盐水以减少皮肤电阻;电极要贴紧皮肤,防止记录过程中电极脱落,保证心电图记录质量。

5. 按照国际统一标准,准确放置标准 12 导联电极。女性乳房下垂者应托起乳房,将 V_3、V_4、V_5 导联电极置于乳房下缘的胸壁上。

6. 可疑或确诊急性心肌梗死首次检查时必须做 18 导联心电图,即标准 12 导联加 V_7、V_8、V_9、V_3R、V_4R、V_5R 导联,检测后壁导联时病人必须仰卧,检测电极可使用一次性监护电极。

7. 心电图记录每个导联至少描记 3 个完整的心动周期。

8. 记录心电图时标定标准电压一般为 10mm/mV,走纸速度为 25mm/s,并做标记。

9. 记录心电图时,先将基线调至中央。如基线不稳或有干扰时,应排除后再进行描记。

10. 严肃认真,尊重、爱护被评估者。

【强化练习】

1. 在心电图上 P 波反映的是
A. 心室除极　　　B. 心室复极　　　C. 心房除极　　　D. 心房复极　　　E. 房室结除极

2. 关于胸导联电极的安放,下列哪项不正确
A. V_1 位于胸骨右缘第四肋间　　　　　　B. V_2 位于胸骨左缘第四肋间
C. V_3 位于 V_2 与 V_4 连线中点　　　　　D. V_4 位于左第 5 肋间锁骨中线处
E. V_5 位于左第 5 肋间腋前线处

3. 正常心电图在以下导联 P 波倒置的是
A. Ⅰ 导联　　　B. Ⅱ 导联　　　C. aVR 导联　　　D. aVL 导联　　　E. aVF 导联

4. 心电图上代表心室除极过程的是
A. P 波　　　B. QRS 波　　　C. T 波　　　D. U 波　　　E. S-T 段

5. 病人心电图心律整齐,R-R 间距为 15 小格,该病人心率为
A. 60 次/min　　　B. 75 次/min　　　C. 80 次/min　　　D. 90 次/min　　　E. 100 次/min

【考核标准】(表14-1)

表 14-1　心电图描记考核标准

项目/分	具体内容及要求	满分	得分	备注
操作前准备(15)	着装整洁,仪表端庄,洗手	2		
	用物备齐,摆放有序	1		
	环境温度适中,隐私保护	1		
	核对被评估者姓名、性别、年龄、临床诊断	5		
	向被评估者说明心电图评估的目的及其配合要求	5		
	检查电压是否正常			
体位(5)	协助被评估者取仰卧位(不能仰卧位者,取半卧位)	4		
	评估者站在被评估者的右侧	1		

续表

项目/分	具体内容及要求	满分	得分	备注
皮肤处理(5)	乙醇去脂	2		
	导电膏的正确涂抹	3		
操作过程(60)	连接好心电图机,打开电源开关	4		
	检查安装记录纸	3		
	正确接好右上肢导联线	5		
	正确接左上肢导联线	5		
	正确接好下肢导联线	5		
	正确接好 V_1 导联线	5		
	正确接好 V_2 导联线	5		
	正确接好 V_3 导联线	5		
	正确接好 V_4 导联线	5		
	正确接好 V_5 导联线	5		
	正确接好 V_6 导联线	5		
	描记出无干扰的心电图	8		
操作后处理(5)	标明被评估者姓名、性别、年龄、检查日期和时间	2		
	关闭心电图机,拔掉电源,拔除地线,分类整理物品	3		
整体评估(10)	操作熟练	4		
	顺序、手法正确	3		
	人文关怀	3		
共计		100		

(牛继平)

实训十五

正常心电图分析

学习目标

1. 掌握:心电图的阅读步骤和分析方法。
2. 熟悉:正常心电图表现。
3. 了解:心电图报告单的正确、全面填写。
4. 学会正确分析心电图。
5. 具有初步判断结果的能力,在评估中养成认真、细致的工作作风,培养爱伤观念。

❯导入情景

李先生,30岁。平素体健,爱好体育锻炼,现常规年度体检,做心电图检查项目,心电图诊断:正常心电图。请思考:

1. 常规心电图有哪些导联?

2. 正常心电图一个完整的心动周期包括哪些波段?

3. 如何分析一份心电图?

【思维导图】(图15-1)

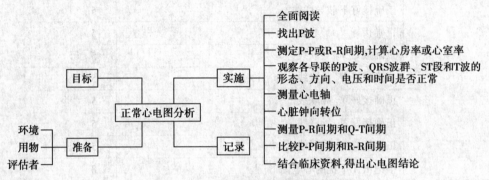

图 15-1　正常心电图分析思维导图

【实训准备】

1. 环境准备

(1) 清洁、安静。

(2) 光线充足,室温适宜。

2. 用物准备

(1) 分规,直尺,笔,学生上实训课描记的心电图若干份,报告单若干份。

(2) 免洗手消毒剂。

3. 评估者准备　衣帽整齐,举止端庄,态度认真。

【实训内容】

1. 学习分析正常心电图。

2. 练习心电图报告单的填写方法。

【实训流程】

任务一　教师运用多媒体视频展示心电图的测量、分析方法,学生观摩。

任务二　教师利用正常心电图讲解、示教心电图的分析方法。

心电图常规12导联包括标准肢导联3个,Ⅰ、Ⅱ、Ⅲ;加压单极肢体导联3个,aVR、aVL、aVF;常用胸导联6个,V_1、V_2、V_3、V_4、V_5、V_6。正常心电图一个完整的心动周期包括P波、P-R间期、QRS波群、S-T段、T波、U波、Q-T间期。熟练掌握心电图分析的方法和技巧,并善于把心电图的各种变化与具体病例的临床情况密切结合,才可能对心电图作出正确的诊断和解释。

1. 全面阅读　将各导联的心电图浏览一遍,注意有无伪差,导联是否完整,有无接错;定标电压是否准确,基线是否平稳。

2. 找出 P 波　根据 P 波的有无、形状及与 QRS 波群的时间关系来确定是否为窦性心律。P 波在 Ⅱ、V₅ 导联最清楚。窦性心律的特征:①P 波规律出现,在 Ⅰ、Ⅱ、aVF 直立,aVR 倒置。②P 波频率为 60~100 次/min。③P-R 间期为 0.12~0.2s。④P-P 间距固定,同一导联中 P-P 间期差值<0.12s。

3. 测定 P-P 或 R-R 间期,计算心房率或心室率。

心电图多描记在特殊的记录纸上。心电图纸横坐标代表时间,纵坐标代表电压。心电图描记时纸速一般为 25mm/s,即每一小格(1mm)时间为 0.04s;当定标电压为 1mV 时,描笔在纸上纵向走动 10mm,所以每大格(10mm)等于 1mV 的电压,每小格(1mm)的电压即为 0.1mV(图 15-2)。

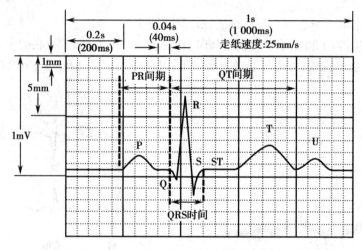

图 15-2　心电图波形、波段的命名及测量

(1) 节律规则者,可测定邻近 2 个 P-P 或 R-R 间期的时间(代表一个心动周期),然后代入以下公式:

$$心率=\frac{60}{P\text{-}P\ 或\ R\text{-}R\ 间期}$$

亦可在求得 P-P 或 R-R 间期平均值后直接自表 15-1 查出心率。

(2) 心律不规则者:测量 15cm(30 个大格,6s)心电图内 P 波或 QRS 波群出现的数目,该数目乘以 10,即为每分钟的心房率或心室率。此种方法主要用于 R-R 间距不相等的情况,例如心房颤动。计算公式为:

$$心率=(频率最快的\ 3s\ 内次数+频率最慢的\ 3s\ 内次数)×10$$

4. 观察各导联的 P 波、QRS 波群、ST 段和 T 波的形态、方向、电压和时间是否正常。测量各波段的时间是从波形起点的内侧缘到波形终点的内侧缘,测量各波段的电压,正向波电压应测量从等电位线的上缘至顶点之间的垂直距离;负向波应测量从等电位线的下缘到波谷底点之间的垂直距离(图 15-3)。

表 15-1　自 R-R 间期推算心率表

R-R 间期/s	心率/(次·min⁻¹)	R-R 间期/s	心率/(次·min⁻¹)	R-R 间期/s	心率/(次·min⁻¹)	R-R 间期/s	心率/(次·min⁻¹)	R-R 间期/s	心率/(次·min⁻¹)	R-R 间期/s	心率/(次·min⁻¹)
0.78	77	0.67	89.5	0.56	107	0.45	133	0.34	176	0.23	261
0.77	78	0.66	91	0.55	109	0.44	136	0.33	182	0.22	273
0.76	79	0.65	92.5	0.54	111	0.43	139	0.32	187	0.21	286
0.75	80	0.64	94	0.53	113	0.42	143	0.31	193	0.20	300
0.74	81	0.63	95	0.52	115	0.41	146	0.30	200	0.19	316
0.73	82	0.62	97	0.51	117.5	0.40	150	0.29	207	0.18	333
0.72	83	0.61	98.5	0.50	120	0.39	154	0.28	214	0.17	353
0.71	84.5	0.60	100	0.49	122.5	0.38	158	0.27	222	0.16	375
0.70	86	0.59	101.5	0.48	125	0.37	162	0.26	230	0.15	400
0.69	87	0.58	103	0.47	127.5	0.36	166.5	0.25	240	0.14	428
0.68	88	0.57	105	0.46	130	0.35	171.5	0.24	250	0.13	461

5. 测量心电轴　测定方法有目测法、振幅法、查表法。

(1) 目测法：如 Ⅰ 和 Ⅲ 导联的主波都向上，表示电轴不偏；如 Ⅰ 导联的主波向上，Ⅲ 导联的主波向下，为电轴左偏；如 Ⅰ 导联的主波向下，Ⅲ 导联的主波向上，则为电轴右偏（图 15-4）。

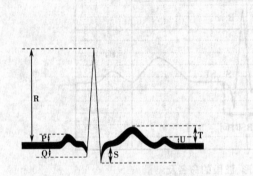

图 15-3　心电图各波段振幅测量方法

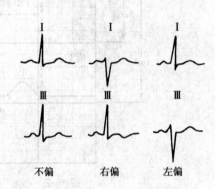

图 15-4　目测法测心电轴

(2) 振幅法(作图法)：分别测出 Ⅰ 导联和 Ⅲ 导联 QRS 波群的振幅，计算出 QRS 振幅的代数和。然后将 Ⅰ 导联 QRS 振幅数值标在 Ⅰ 导联轴上，作一垂线；将 Ⅲ 导联 QRS 振幅数值标在 Ⅲ 导联轴上，也作一垂线；两垂线相交于 A 点，将电偶中心 O 点与 A 点相连，OA 即为所求的心电轴（图 15-5）。

(3) 查表法：按 Ⅰ 导联和 Ⅲ 导联 QRS 波群正、负波幅的代数和的正负值，从专用的心电轴表中查得相应的心电轴。这种方法准确率较高。

6. 心脏钟向转位　自心尖朝心底部方向观察，心脏可沿其长轴作顺时针

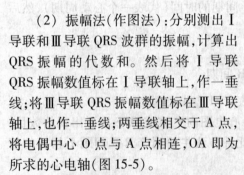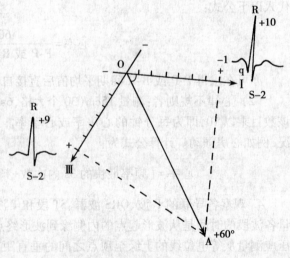

图 15-5　振幅法测心电轴

方向或逆时针方向转位,称钟向转位(图 15-6)。正常时 V_3 或 V_4 导联 R/S 大致相等,为心室过渡区波形。当过渡区波形出现在 V_5、V_6 导联上时,提示心脏发生顺钟向转位,常见于右心室肥大。当过渡区波形出现在 V_1、V_2 导联上时,提示心脏出现逆钟向转位,多见于左心室肥大。但需要指出的是,心电图上的这种转位图形在正常人也常可见到,并不都是心脏在解剖上转位的结果。

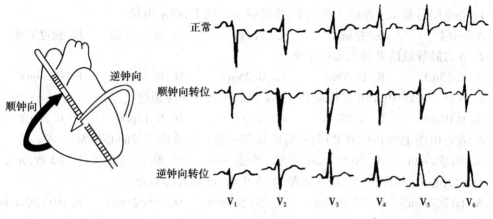

图 15-6　心脏循长轴转位

7. 测量 P-R 间期和 Q-T 间期。

8. 比较 P-P 间期和 R-R 间期,找出心房律与心室律的关系,注意有无提前、延后或不整齐的 P 波和 QRS 波群,以判定有无异位心律和心脏传导阻滞的部位。

9. 结合临床资料,得出心电图结论。

知识链接

低　电　压

正常各肢体导联的 QRS 波群振幅(正负向波振幅的绝对值相加)一般不应小于 0.5mV,各胸导联 QRS 波群的振幅(正负相波振幅的绝对值相加)不应小于 0.8mV,否则称为低电压,多见于心包积液、肺气肿、心肌梗死、冠心病等,偶可见于正常人。

任务三　学生分组练习正常心电图分析,并记录分析结果。

任务四　教师巡回指导。

任务五　教师抽查学生掌握情况,并及时矫正、点评。

任务六　教师进行总结与反馈。

任务七　简要介绍心电图报告的书写格式,学生完成实训报告。

【实训注意事项】

1. 注意心电图的阅读分析步骤。

(1) 检查各导联顺序排列,标准电压是否正确。

(2) 找出 P 波与 R 波的关系,确定心律和心率。

(3) 查看心电轴有无左偏或右偏。

（4）查看各波段的形态，测量其时间及电压。

（5）结合个体资料，提出心电图的初步诊断。

2. 养成严谨的科学态度，认真测量，全面分析。

3. 填写心电图报告单要全面、准确。

【强化练习】

1. 心电图形显示 I 导联主波向上，III 导联主波向下，提示电轴

A. 不偏　　　　B. 左偏　　　　C. 右偏　　　　D. 极度左偏　　　E. 极度右偏

2. 正常肢导联的 P 波振幅应小于

A. 0.15mV　　　B. 0.20mV　　　C. 0.25mV　　　D. 0.30mV　　　E. 0.35mV

3. 在任一导联中（aVR 导联除外），S-T 段的压低均不应超过

A. 0.01mV　　　B. 0.05mV　　　C. 0.10mV　　　D. 0.15mV　　　E. 0.20mV

4. 在心电图上测 P-P（R-R）间隔时间 0.75s，请计算被检查者的心率为

A. 60 次/min　　B. 70 次/min　　C. 75 次/min　　D. 80 次/min　　E. 85 次/min

5. 病人心电图心律整齐，R-R 间距为 15 小格，该病人心率为

A. 60 次/min　　B. 75 次/min　　C. 80 次/min　　D. 90 次/min　　E. 100 次/min

【考核标准】（表 15-2）

表 15-2　正常心电图分析考核标准

项目/分	具体内容及要求	满分	得分	备注
操作前准备（10）	着装整洁，仪表端庄	5		
	用物备齐，摆放有序	5		
操作过程（80）	浏览心电图，查看是否符合要求	10		
	找出 P 波，确定基本心律	15		
	测定 P-P 或 R-R 间期，计算心房率或心室率	10		
	观察测量各导联的 P 波、QRS 波群、ST 段和 T 波的形态、方向、电压和时间是否正常	15		
	测量心电轴	5		
	测量 P-R 间期和 Q-T 间期	5		
	结合临床资料，得出心电图结论	20		
整体评估（10）	操作熟练	3		
	顺序正确	4		
	检查认真，有责任感	3		
共计		100		

（李丽丽）

实训十六

异常心电图分析

1. 掌握:心电图的阅读步骤和分析方法。
2. 熟悉:常见异常心电图的表现,如左右房室肥大、过早搏动、房颤与房扑、阵发性室上性心动过速、房室传导阻滞、冠状动脉供血不足、急性心肌梗死等。
3. 了解:异常心电图表现的临床意义。
4. 学会心电图报告单的正确、全面填写。
5. 具有准确地判断评估结果的能力,养成认真、细致的工作作风。

导入情景

病人,男,49岁,以"突发胸痛、胸闷伴有大汗2d"为主诉入院。

现病史:病人于2d前外出爬山,下山过程中突然出现胸闷、胸痛、憋气伴大汗,急呼"120"被送入医院。入院后查心电图显示急性广泛前壁心肌梗死,给予溶栓治疗,病情减轻,转入病房继续治疗。请思考:

1. 如何通过心电图诊断急性心肌梗死?
2. 心电图还能诊断哪些疾病?

【思维导图】(图16-1)

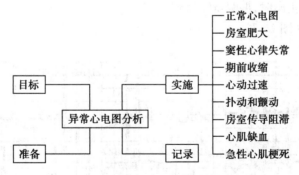

图 16-1 异常心电图分析思维导图

【实训准备】

分规、直尺、圆珠笔,正常心电图,常见异常心电图PPT(或实物图)若干份。

【实训内容】

1. 辨认、分析常见的异常心电图。
2. 练习心电图报告单的正确、全面填写。

【实训流程】

任务一 教师运用多媒体视频展示心电图的分析方法。

任务二 带教老师利用正常心电图PPT(或实物图)复习心电图的分析方法。

任务三 带教老师利用正常心电图及常见异常心电图PPT(或实物图)讲解、示教常见异常心电图。

(一)右房肥大(图16-2)

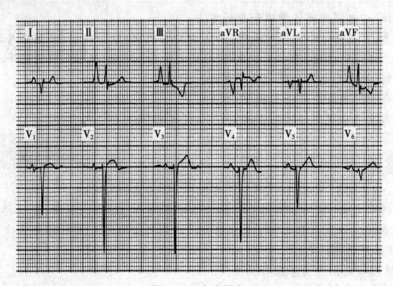

图16-2 右房肥大

心电图表现:

1. Ⅱ、Ⅲ、aVF导联P波高尖,电压≥0.25mV,常见于肺心病,该P波又称"肺型P波"。

2. V₁导联P波正向时,振幅≥0.15mV。

(二)左房肥大(图16-3)

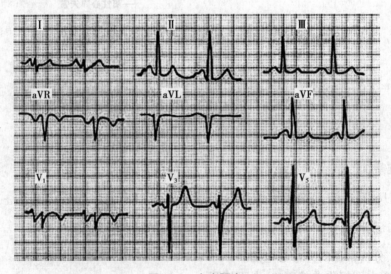

图16-3 左房肥大

心电图表现：

1. P波增宽，时间≥0.12s，P波呈双峰，峰距>0.04s，以Ⅰ、Ⅱ、aVR明显，又被称为"二尖瓣型P波"。

2. $Ptf_{V_1} \geqslant 0.04mm \cdot s$。

（三）左室肥大（图16-4）

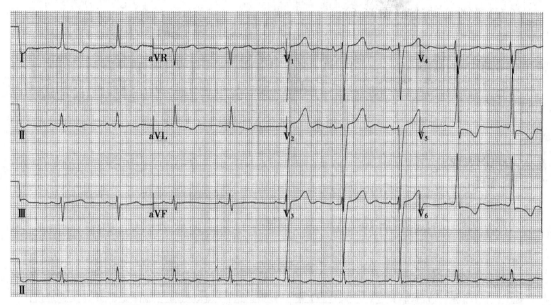

图16-4　左室肥大

心电图表现：

1. QRS波群电压改变，$R_{V_5}>2.5mV$，$R_{V_5}+S_{V_1}>3.5mV$（女）；$R_{V_5}+S_{V_1}>4.0mV$（男）或$R_I+S_{Ⅲ}>2.5mV$，$R_{aVL}>1.2mV$。

2. 额面心电轴左偏。

3. 继发ST-T改变。

（四）右室肥大（图16-5）

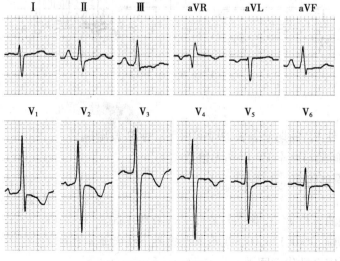

图16-5　右室肥大

心电图表现：

1. 额面心电轴右偏≥+90°（重症可>+110°）。

2. 胸导联 R/S 比例异常，V_1 导联 R/S≥1 和/或 V_5 导联 R/S≤1，$R_{V_1}+S_{V_5}>1.05mV$（重症>1.2mV）。

3. 继发 ST-T 改变。

（五）窦性心动过速（图 16-6）

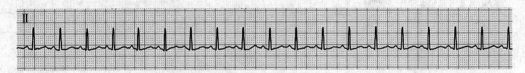

图 16-6　窦性心动过速

心电图表现：

1. 窦性心律。

2. 频率>100 次/min。

（六）窦性心动过缓（图 16-7）

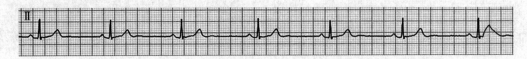

图 16-7　窦性心动过缓

心电图表现：

1. 窦性心律。

2. 频率<60 次/min。

（七）窦性停搏（图 16-8）

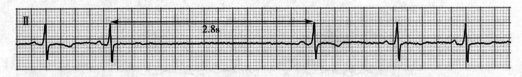

图 16-8　窦性停搏

心电图表现：

1. 较正常窦性 PP 间期显著长的时间内无窦性 P 波出现。

2. 长的 PP 间期与基本 PP 间期无倍数关系。

（八）房性期前收缩（图 16-9）

心电图表现：

1. 提前出现的异位 P′波，形态与窦性 P 波有所不同。

2. P′-R 间期通常>0.12s，QRS-T 形态与窦性下传者基本相同。

3. 大多为不完全性代偿间歇。

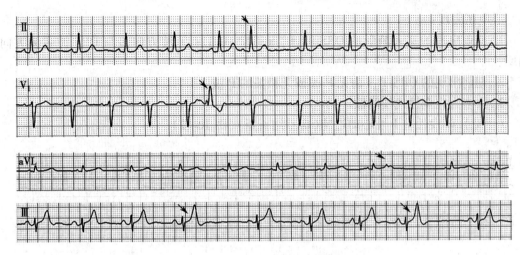

图 16-9　房性期前收缩

（九）房室交界性期前收缩（图 16-10）

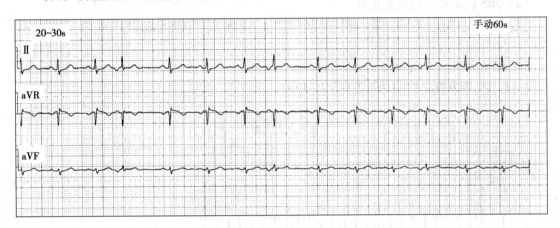

图 16-10　房性交界性期前收缩

心电图表现：

1. 提前出现的逆行 P′波，可在 QRS 波群之前、之中或之后。

2. QRS 波群形态一般正常。

（十）室性期前收缩（图 16-11）

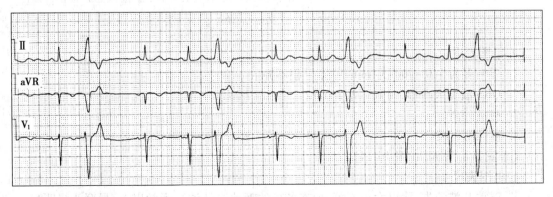

图 16-11　室性期前收缩

心电图表现：

1. 提前出现的宽大畸形的 QRS 波，时限通常>0.12s，T 波方向多与 QRS 波主波方向相反。

2. 期前出现的 QRS-T 波前无 P 波或无相关的 P 波。

3. 大多为完全性代偿间歇。

（十一）阵发性室上性心动过速（房室结折返）（图 16-12）

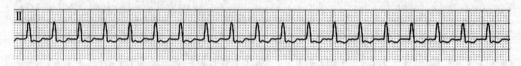

图 16-12　阵发性室上性心动过速

心电图表现：

1. 心率 150~250 次/min，节律规则。

2. QRS 波群形态与时限正常。

3. P 波为逆行型（Ⅱ、Ⅲ、aVF 导联倒置），常埋藏于 QRS 波群内或位于其终末部分。

4. 起始突然。

（十二）阵发性室性心动过速（图 16-13）

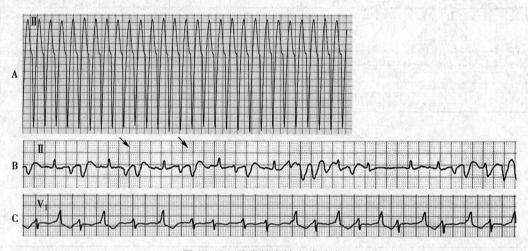

图 16-13　阵发性室性心动过速

心电图表现：

1. 频率多为 140~200 次/min，节律可稍不齐。

2. QRS 波宽大畸形，时限通常≥0.12s。

3. 房室分离。

4. 室性融合波。

（十三）心房颤动（图 16-14）

心电图表现：

1. 正常 P 波消失，代以大小不等、形态各异的颤动波（f 波），通常以 V_1 导联为最明显。

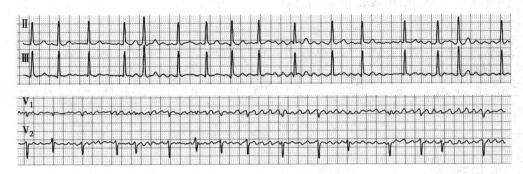

图 16-14　心房颤动

2. R-R 间期绝对不规则,QRS 波一般不增宽。

（十四）心房扑动（图 16-15）

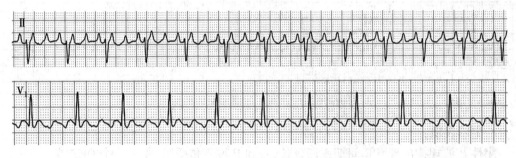

图 16-15　心房扑动

心电图表现:

1. P 波消失,代以形态、间距及振幅均绝对整齐、呈锯齿状的 F 波,频率为 250～350 次/min。

2. 常见的房扑多为 2：1 传导。

（十五）心室扑动与颤动（图 16-16）

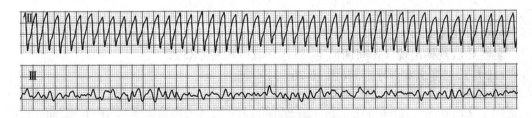

图 16-16　心室扑动与心室颤动

心电图表现:

1. 心室扑动　连续快速而相对规则的大振幅波动,不能辨认 QRS 波及 ST 段和 T 波,频率为 200～250 次/min。

2. 心室颤动　QRS 波群与 T 波完全消失,代之以形态大小不等、极不规则的低小波,频率为 250～500 次/min。

（十六）一度房室传导阻滞（图 16-17）

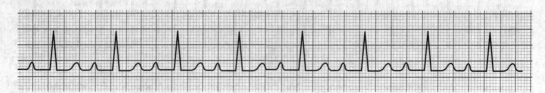

图 16-17 一度房室传导阻滞

心电图表现：

1. 窦性心律。

2. PR 间期超过 0.2s。

（十七）二度 I 型房室传导阻滞（图 16-18）

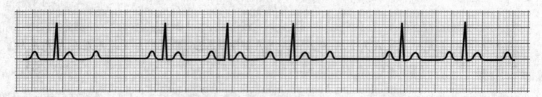

图 16-18 二度 I 型房室传导阻滞

心电图表现：

窦性 P 波规律出现，PR 间期逐渐延长，直到 P 波下传受阻，脱漏一个 QRS 波。

（十八）二度 II 型房室传导阻滞（图 16-19）

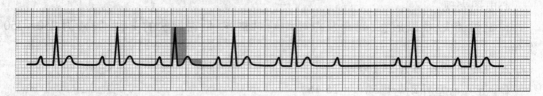

图 16-19 二度 II 型房室传导阻滞

心电图表现：

窦性 P 波规律出现，PR 间期恒定，部分 P 波后脱漏 QRS 波。

（十九）三度房室传导阻滞（图 16-20）

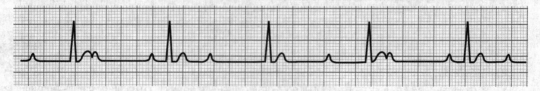

图 16-20 三度房室传导阻滞

心电图表现：

窦性 P 波规律出现 P 波与 QRS 波（交界性逸搏心律）毫无关系，心房率快于心室率。

（二十）心肌缺血（图16-21）

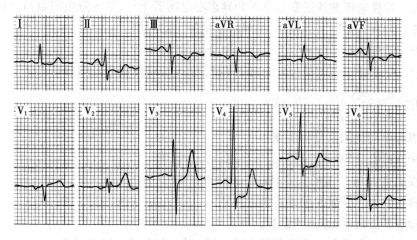

图 16-21　心肌缺血

心电图表现：

面向缺血部位的 ST 段水平型或下斜型压低≥0.1mV 和/或 T 波倒置。

（二十一）急性心肌梗死（图16-22）

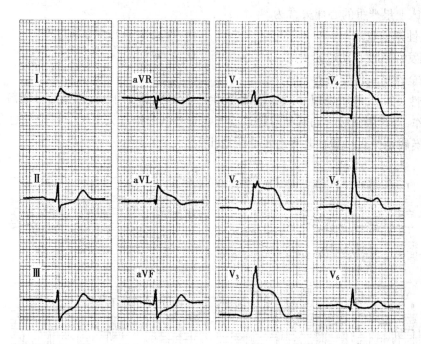

图 16-22　急性心肌梗死

心电图表现：

ST 段抬高呈弓背向上型，在面向坏死区周围心肌损伤区的导联上出现；宽而深的 Q 波（病理性 Q 波），在面向透壁心肌坏死区的导联上出现；T 波倒置，在面向损伤区周围心肌缺血区的导联上出现；面向缺血部位的 ST 段水平型或下斜型压低≥0.1mV 和/或 T 波倒置。

任务四 带教老师准备正常心电图和异常心电图若干份,学生分组测量与分析。

任务五 带教老师巡回指导,随时解决学生提出的问题。

任务六 随机抽取一组学生进行心电图分析,教师点评、总结。

任务七 简要介绍心电图报告的书写格式,学生按时完成心电图分析报告。

【实训注意事项】

1. 注意心电图的阅读分析步骤。

(1) 全面检查各导联顺序排列,标准电压是否正确。

(2) 找出 P 波与 R 波的关系,确定心律和心率。

(3) 检查心电轴有无左偏或右偏。

(4) 检查各波段的形态,测量其时间及电压。

(5) 参考年龄、性别、临床诊断及用药情况,提出心电图的初步诊断。

2. 养成严谨的科学态度,认真测量,全面分析。

3. 填写心电图报告单要全面、准确。

【强化练习】

1. 临床上最严重的心律失常为

A. 室性期前收缩
B. 阵发性室上性心动过速
C. 阵发性室性心动过速
D. 心室颤动
E. 完全性房室传导阻滞

2. 男性,52 岁,酒店经理,劳累后间断发生心前区闷痛 2 年余,休息后可缓解。1h 前突然胸痛发作,经含服硝酸甘油后稍有缓解。入院时心电图检查见下图。讨论与思考:该病人最可能的疾病是什么? 其心电图主要特征是什么?

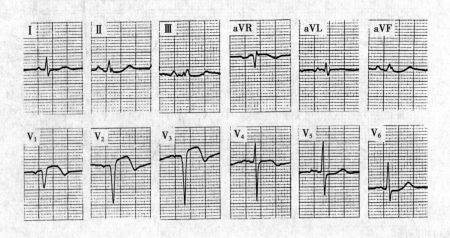

3. 男性,35 岁,教练,心悸 1d。平素身健。体检:BP 120/70mmHg,心律不整齐,心音正常,各瓣膜无杂音,两肺无异常。心电图检查见下图,该病人心电图诊断可能是什么?

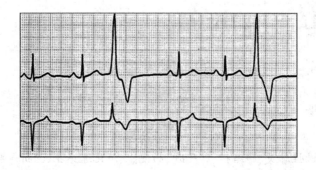

4. 正常窦性 P 波有哪些特点?

【考核标准】（表 16-1）

表 16-1　异常心电图分析考核标准

项目/分	具体内容和要求	满分	得分	备注
操作前准备(10)	着装整洁,仪表端庄	5		
	用物备齐,摆放有序	5		
操作过程(80)	正确读出病人姓名、性别、日期	5		
	主动了解病人临床资料	5		
	读出测量心率,心律规则或不规则	5		
	判断是否为窦性心律	5		
	分析 P 波形态	5		
	读出 P-R 间期	5		
	分析 R 波形态	5		
	分析 ST 段情况	5		
	分析 T 波和 U 波变化	5		
	读出 Q-T 间期	5		
	分析异常部分	20		
	结果判断	10		
整体评估(10)	检查认真,有责任感	3		
	按顺序进行判读	4		
	判读异常心电图熟练	3		
共计		100		

（刘瑾春）

实训十七

X 线检查

学习目标

1. 掌握：大叶性肺炎、肺结核、肺气肿、肠梗阻、消化道穿孔、骨折等疾病的 X 线表现。
2. 熟悉：X 线检查的内容与临床意义。
3. 了解：X 线检查的基本原理和方法。
4. 学会对病人正确指导 X 线检查。
5. 具有准确地判断检查结果的能力，形成认真、细致的工作作风及爱伤观念。

导入情景

病人，男，60 岁。反复咳嗽、咳痰 10 年，每年冬春季加重，咳痰多为白色黏痰为主，无痰中带血丝。2d 前病人感觉胸闷、气促，遂入院。初步诊断为慢性支气管炎。请思考：

1. 该病人最有可能患何种疾病？
2. 首先考虑做哪个部位的 X 线检查？应该如何进行检查？

【思维导图】（图 17-1）

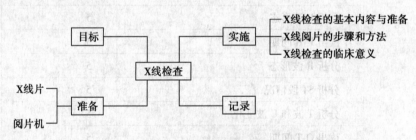

图 17-1　X 线检查思维导图

【实训准备】

X 线片、阅片机。

【实训内容】

1. X 线检查的准备与处理。
2. X 线检查的内容与临床意义。
3. 大叶性肺炎、肺结核、肺气肿、肠梗阻、消化道穿孔、骨折等疾病的 X 线表现。

【实训流程】

任务一　教师运用多媒体视频展示 X 线基本知识，学生观摩。

任务二 教师示教 X 线检查的准备与处理,学生观摩。

（一）X 线普通检查

1. 确认病人信息。

2. 检查前向病人解释检查的目的、方法,以消除病人的紧张和恐惧心理。

3. 协助病人去除检查部位的金属饰品、辅料、膏药、发卡等影响检查的物品。

4. 指导病人充分暴露检查部位,并采取正确的体位与姿势。

5. 病情较重的急诊病人须在急诊医护人员监护下进行检查。

6. 不能配合检查的婴幼儿,可采用镇静措施后再检查。

7. 检查纵隔或肺时,指导病人进行吸气与屏气训练,以免呼吸运动影响检查结果。

（二）X 线造影检查

1. 钡剂造影检查 包括上消化道造影和结肠造影检查。

（1）上消化道造影检查:①排除禁忌证(怀疑肠梗阻、胃肠道穿孔的病人,禁止做上消化道造影)。②近期有上消化道大出血的病人,应该在出血停止后的 10~15d 再进行检查。③检查前 3d 禁止服用不透 X 线(如钙剂、铋剂等)及可影响胃肠功能的药物。④检查前需禁食、禁水 12h。⑤为缩短造影检查时间,可口服或肌内注射促进胃肠蠕动的药物(如多潘立酮、新斯的明)。⑥为显示胃肠道黏膜的细微结构,通常肌内注射抗胆碱药物,但青光眼、心动过速、前列腺增生的病人禁用。

（2）结肠造影检查:除常规的 X 线检查准备外,结肠造影的病人检查前 2d 需无渣饮食,24h 内禁服影响 X 线显影的药物。

2. 碘剂造影检查 ①检查前询问病人有无药物过敏史。②排除禁忌证,符合适应证。③病人或家属签署知情同意书。④优先选择非离子型造影剂,减少副作用。⑤糖尿病病人检查前 2d 停用双胍药。⑥使用前后充分补水,加速碘剂排除。⑦常规准备抢救药物。⑧检查后留院观察至少 30min,根据副作用对症处理。

（三）X 线特殊检查

目前,乳腺软线摄像应用于临床。为方便检查,检查前应告知病人穿柔软的开襟衣服;检查过程中对待病人需细致、认真、耐心;此外,还需提前告知病人检查过程中产生的不适,让病人做好心理准备。

任务三 教师示教 X 线阅片步骤和方法,学生观摩。

1. 了解病人的基本情况、病情等临床资料。

2. 了解图像上的信息,如姓名、性别、年龄、时间、X 线编号、普通检查还是造影检查等。

3. 仔细观察每一幅图像,分析每一个器官。

4. 结合临床资料,综合分析,得出正确诊断。

任务四 教师示教 X 线检查的内容与临床意义,学生观摩。

X 线检查简单易行,对各系统疾病都有一定的特点及优势。对于胸部疾病,X 线能较好地显示肺部、胸膜、纵隔、心脏的病变,如肺炎、肺结核、肺气肿等;对于消化系统,X 线能较好诊断肠梗阻、胃肠道穿孔后有无气腹、泌尿系统结石等;对于四肢骨的骨折、脱位的诊断 X 线具有优越性;对于肢体软组织及体腔异物,X 线可明显、快速地诊断。

（一）胸部病变

1. 大叶性肺炎 是肺炎链球菌感染引起的炎症。一般为单侧肺,左肺下叶多见,病人多为青壮年急性起病,按发展过程经历充血水肿期、红色肝样变期、灰色肝样变期、溶解消散期。通常首选 X 线检查,X 线检查不同时期具有不同特点:充血期 X 线显示肺纹理增强,透明度减低,可出现淡薄均匀的阴影;实变期出现大片致密阴影,累及大部分或整个肺叶,也可见空气支气管征;消散期可见阴影透亮度增加,密度逐渐降低,出现散在斑片状阴影(图 17-2)。

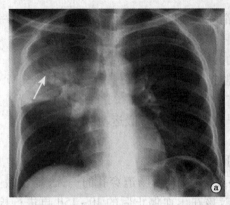
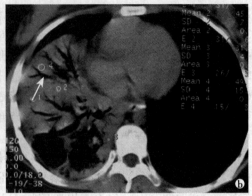

图 17-2　大叶性肺炎

2. 肺结核　是结核分枝杆菌感染肺部引起的慢性传染病。传染源是排菌的肺结核病人,肺结核基本病变为变质、渗出和增生。X 线对肺结核诊断具有优越性,如原发性肺结核X 线表现为边缘模糊片絮状阴影;小儿表现为原发综合征(肺原发灶、肺门淋巴结肿大、淋巴管炎),较少病人出现"哑铃状"。血行播散型肺结核根据结核杆菌的数量、次数和机体反应不同表现各异,急性粟粒型肺结核 X 线呈现"三均匀"(肺野内可见密度、大小和分布都均匀的粟粒状阴影);亚急性或慢性粟粒型肺结核 X 线呈现"三不均匀",即肺野可见密度不同、大小不等和分布不匀的粟粒状阴影(图 17-3)。

3. 肺气肿　是指终末细支气管外含气腔充气、异常扩张,也可伴有不同的肺泡囊破坏。局限性肺气肿 X 线表现为局部透明度增加、肺纹理稀疏、纵隔向健侧移位;弥漫性肺气肿表现为两肺野透明度增加,肋间隙增宽,胸廓前后径与横径增大,严重病人出现肺动脉高压和肺心病(图 17-4)。

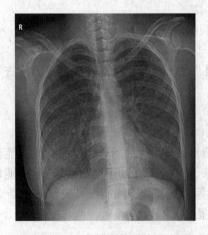
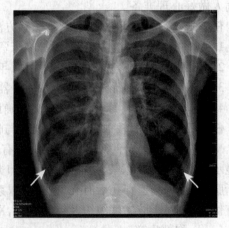

图 17-3　急性粟粒型肺结核　　　　　　　图 17-4　肺气肿

(二) 消化系统

1. 肠梗阻　肠梗阻是由于各种原因引起的肠腔部分或完全阻塞。肠梗阻一般可分为机械性、动力性及血运性肠梗阻,肠梗阻的病人首选 X 线片,单纯肠梗阻的病人仅表现为黏膜皱襞减少或鱼肋样黏膜皱襞;十二指肠梗阻,立位可见胃、十二指肠内有较大的液平面,卧位可见胃、十二指肠充气扩张;空肠梗阻立位可见阶段状排列的液平面;梗阻部位越低,液平面越明显(图 17-5)。

2. 消化道穿孔　是从食管到结、直肠消化道发生的穿孔。最常见的是胃、十二指肠溃疡引起的穿孔,X 线出现气腹是诊断消化道穿孔的重要征象,典型消化道穿孔 X 线可见膈下游离的新月形气体(图 17-6)。

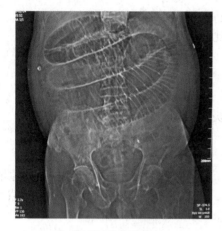

图 17-5　肠梗阻

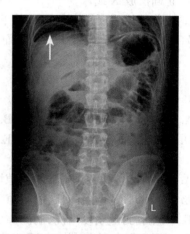

图 17-6　胃肠道穿孔

（三）骨骼肌肉系统

骨折是指骨结构的连续性和完整性发生部分或完全中断。骨折是常见病和多发病,X 线能清晰显示骨折线,是骨折病人第一选择,骨折 X 线上呈现不规则的透明线,称骨折线。不同骨折部位表现不同。Colles(科利斯)骨折又称伸展型桡骨远端骨折,骨折线为横形,可为粉碎性骨折,可累及关节面。股骨颈骨折多见于老年人,骨折可发生在股骨头中部、下部或基底部,头下骨折易引起关节囊损伤,影响关节囊对股骨头及颈部的血液供应,甚至发生缺血性坏死(图 17-7)。

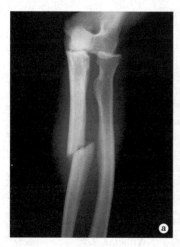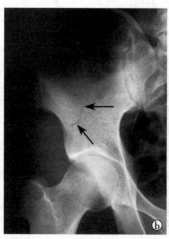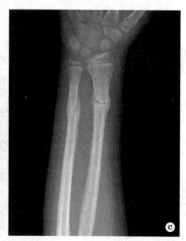

图 17-7　骨折
a.尺骨骨折;b.髂骨骨折;c.尺桡骨远端骨折。

任务五 学生分组阅片,互相讨论。

任务六 教师巡回指导。

任务七 教师抽查学生掌握情况,并进行矫正、点评,进一步强化技能的掌握。

任务八 教师进行总结与反馈。

任务九 学生完成实训报告书写。

【实训注意事项】

1. 正确摆放 X 线片。

2. 本着照片后面是病人的原则,做到认真、负责、严谨、细心、客观、全面。

3. 阅片次序　自上而下或自下而上,左右对比。

【强化练习】

1. 可出现"空气支气管征"的是

A. 大叶性肺炎实变期　　　　B. 大叶性肺炎消散期　　　　C. 肺气肿

D. 气胸　　　　　　　　　　E. 肺结核

2. 弥漫性肺气肿的 X 线表现为

A. 双侧肺野透明度降低,肋间隙增宽　　　　B. 双侧肺野透明度增高,肋间隙增宽

C. 双侧肺野透明度降低,肋间隙变窄　　　　D. 患侧肺野透明度增高,肋间隙增宽

E. 双侧肺野透明度增高,肋间隙变窄

3. 局限性肺气肿 X 线表现不正确的是

A. 局部透明度增加　　　　　B. 肺纹理稀疏　　　　　C. 纵隔向健侧移位

D. 纵隔向患侧移位　　　　　E. 以上均不正确

4. X 线表现为"三均匀"的是

A. 急性粟粒型肺结核　　　　B. 亚急性粟粒型肺结核　　　　C. 慢性粟粒型肺结核

D. 原发性肺结核　　　　　　E. 以上都不是

5. X 线可表现为阶梯状液平面的是

A. 气腹　　　B. 消化道穿孔　　　C. 肠梗阻　　　D. 骨折　　　E. 以上都不是

【考核标准】(表 17-1)

表 17-1　常见 X 线基本病变考核标准

项目/分	具体内容及要求	满分	得分	备注
操作前准备(10)	着装整洁,仪表端庄	5		
	用物备齐,摆放有序	5		
操作过程(80)	正确摆放 X 线片	15		
	正确读出病人姓名、性别、日期	10		
	主动了解病人临床资料	10		
	指出病变部位	25		
	结果判断	20		
整体评估(10)	检查认真,有责任感	3		
	熟练进行检查,作出初步判断	4		
	顺序正确	3		
共计		100		

(杨世珍)

实训十八

CT 检查

学习目标

1. 掌握:脑出血、脑梗死、大叶性肺炎、原发性肝癌等疾病的 CT 表现。
2. 熟悉:CT 检查的内容与临床意义。
3. 了解:CT 检查的原理和方法。
4. 学会指导病人做好检查前准备。
5. 具有准确地判断检查结果的能力,形成认真、细致的工作作风及爱伤观念。

▶ 导入情景

病人,男,45 岁。5h 前搬重物后出现言语不能,右侧肢体无力。入院后体格检查:血压 180/126mmHg,神志清,查体不合作,失语,双眼向左侧凝视,双侧瞳孔等大等圆,直径 3mm,对光反射灵敏,左侧肢体肌力 5 级,右侧肢体肌力 2 级,右下肢病理征阳性,左下肢病理征阴性。请思考:

1. 该病人最可能的诊断是什么?
2. 该病人需要进一步完善什么检查以明确诊断?

【思维导图】(图 18-1)

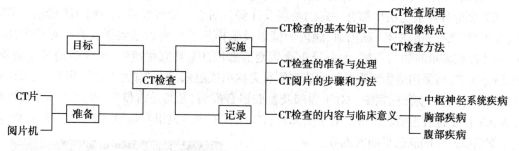

图 18-1 CT 检查思维导图

【实训准备】

CT 片、阅片机。

【实训内容】

1. CT 检查的准备与处理。
2. CT 检查的内容与临床意义。
3. 脑出血、脑梗死、大叶性肺炎、原发性肝癌等疾病的 CT 表现。

【实训流程】

任务一 教师运用多媒体视频展示 CT 基本知识,学生观摩。

任务二 教师示教 CT 检查的准备与处理,学生观摩。

（一）CT 平扫检查

1. 检查前向病人解释检查的目的、方法,以消除病人的紧张和恐惧心理。

2. 协助病人去除检查部位的金属物品或饰品。

3. 检查纵隔或肺时,指导病人进行吸气与屏气训练,以免呼吸运动影响检查结果。

4. 病情较重的急诊病人须在急诊医护人员监护下进行检查。

5. 不能配合检查的婴幼儿,可采用镇静措施后再检查。

6. 腹部 CT 检查前 1 周内不能进行消化道钡剂造影检查,以免残存的造影剂产生伪影,干扰 CT 图像质量;检查前禁食 4~8h;检查前 30min 口服碘对比剂 300~600mL,检查时再追加 200mL,使比对剂充盈胃、十二指肠及近端小肠。

7. 盆腔检查前嘱病人饮水,膀胱充盈尿液时再扫描。

8. 妊娠妇女、情绪不稳定者不宜做此检查。

（二）造影增强扫描

进行 CT 比对剂增强扫描时,除做好平扫检查前病人的准备之外,还应注意做好碘造影剂检查的相应准备与处理。

任务三 教师示教 CT 阅片步骤和方法,学生观摩。

1. 了解病人的基本情况、病情等临床资料。

2. 了解图像上的信息,如姓名、性别、年龄、CT 号、时间、扫描层厚、窗技术情况、平扫还是增强等。

3. 仔细观察每一幅图像,分析每一个器官。

4. 结合临床资料,综合分析,得出正确诊断。

任务四 教师示教 CT 检查的内容与临床意义,学生观摩。

CT 诊断对各系统疾病都有一定的特点及优势。对于中枢神经系统疾病,CT 诊断价值较高,应用较广泛,如脑梗死、脑出血、颅内肿瘤以及脑损伤等疾病诊断效果较好。对于胸部疾病,平片较难显示的如与心脏、大血管重叠病变的部位,CT 具有优越性,可清楚地显示胸膜、膈、胸壁病变,可采用造影增强扫描明确气管有无狭窄或阻塞、胸部有无占位性病变,也可以较好地显示肺间质、实质的病变。对于腹部及盆腔器官疾病,尤其是占位性、炎症性和外伤性病变等,CT 诊断也有很高的价值。对于头部器官疾病,CT 诊断也很有价值,如眶内占位病变、鼻窦早期癌以及鼻咽癌的早期发现等。

（一）中枢神经系统疾病

1. 脑出血 指原发性非外伤性脑实质内出血。高血压性脑出血好发于基底节区,因为供应此处的豆纹动脉从大脑中动脉呈直角发出,在原血管病变基础上,受到压力较高的血流冲击后导致血管破裂。颅脑 CT 扫描是诊断脑出血的首选方法,急性期可见脑实质内出现高密度病灶,很快出现灶周水肿,占位效应明显;约 2 周后,高密度病灶范围逐渐缩小,周围水肿也逐步缩小,占位效应逐渐减轻;约 4 周后,血肿演变成等密度影,易与其他疾病混淆(图 18-2)。

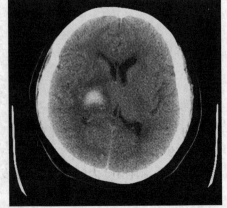

图 18-2 脑出血

2. **脑梗死** 指各种原因引起的脑动脉管腔闭塞,引起供应区脑组织缺血、缺氧,神经元变性、坏死、软化,出现相应神经功能障碍的疾病。常见类型有大动脉粥样硬化性脑梗死、脑栓塞、脑分水岭梗死和小动脉闭塞性脑梗死等。发病当天,特别是6h以内CT检查多无异常发现,24~48h后梗死区出现低密度灶;梗死2~15d内,病变区内水肿最重,会出现一定的占位效应;1~2周后,水肿渐消退,占位效应逐渐减轻(图18-3)。

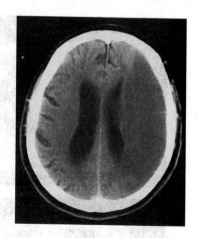

图 18-3　脑梗死

（二）胸部疾病

1. **肺部炎症** 指终末气道、肺泡及肺间质的炎症。按照病因分类,肺炎分为细菌性肺炎、非典型病原体所致肺炎、病毒性肺炎、肺真菌病、其他病原体所致肺炎以及理化因素所致的肺炎。按照解剖分类,肺炎分为大叶性(肺泡性)肺炎、小叶性(支气管性)肺炎、间质性肺炎三类。其中,细菌性肺炎是最常见的肺炎,也是最常见的感染性疾病之一;大叶性肺炎是细菌性肺炎最常见者。

（1）大叶性肺炎:充血期CT检查可见片状磨玻璃密度阴影,边缘模糊;实变期可见大片致密阴影,空气支气管征较X线片明显;消散期病变渐吸收,可见大小不等的散在的斑片状阴影。

（2）小叶性肺炎:CT检查可见双肺中、下肺野支气管周边散在分布大小不等的斑片状、结节状阴影,边缘模糊,有时可见局限性过度充气,呈1~2cm大小的泡状透亮影。

（3）间质性肺炎:病变多侵及双肺,高分辨率CT显示清楚,肺门处密度增高,结构不清,肺纹理模糊增粗,支气管血管束增粗,边缘模糊,雾状或磨玻璃状。

2. **肺结核** 由结核分枝杆菌引起的肺部慢性传染病。临床表现为低热、消瘦、乏力等全身症状和咳嗽、咳痰、咯血等呼吸系统症状。CT检查可见空洞、钙化、支气管狭窄或扩张、卫星灶、支气管播散灶等特点(图18-4)。

（三）腹部疾病

原发性肝癌是由肝细胞或肝内胆管上皮细胞发生的恶性肿瘤,是我国常见的恶性肿瘤之一。该病起病隐匿,早期缺乏典型临床症状,临床症状明显时,病情多进入中、晚期,半数以上病人以肝区疼痛为首发症状。CT检查具有较高的分辨率,对肝癌的诊断符合率可达90%以上,可检出直径1cm左右的微小癌灶。CT平扫显示肝实质内单发或多发的低密度肿块,可导致肝脏局部膨隆,较大的肿瘤密度多不均匀,可出现坏死、钙化或出血,多数边界不清,少数有边界清楚的包膜。

知识链接

CT扫描在临床诊断与治疗肝癌中的应用

因分辨率高、图像清晰稳定、全面客观地反映肝癌的特性,多层螺旋CT成为肝癌诊断的常规手段。CT增强扫描,典型肝癌动脉期明显强化,部分瘤体内或邻近门静脉高密度影提示动静脉瘘,门静脉期和肝实质期病灶密度明显降低,呈"快进快出"的特征性表现。除检出和诊断肝癌,CT平扫和增强扫描也可应用于肝癌局部治疗的疗效评价。对于判断肿瘤与血管的关系、观察肿瘤内部结构及其坏死等状况,CT逊于MRI。

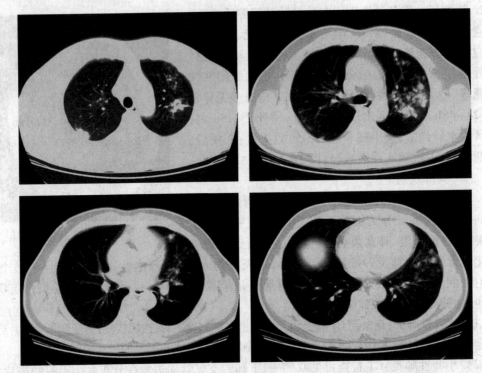

图 18-4 双肺上叶、左肺舌叶及下叶散在分布的斑片状渗出影伴多发结节病灶

任务五 学生分组阅片,互相讨论。

任务六 教师巡回指导。

任务七 教师抽查学生掌握情况,并进行矫正、点评,进一步强化技能的掌握。

任务八 教师进行总结与反馈。

任务九 学生完成实训报告书写。

【实训注意事项】

1. 正确摆放 CT 片。

2. 本着照片后面是病人的原则,做到认真、负责、严谨、细心、客观、全面。

3. 阅片次序 一般先阅读横断位片(自上而下或自下而上),然后再矢状位片(自右向左或自左向右),最后再冠状位片(自前向后或自后向前);也可先矢状位片,再横断位片和冠状位片。

【强化练习】

1. CT 图像上白影表示高吸收区,即高密度区,如

A. 骨骼   B. 肺部   C. 脂肪   D. 肝脏   E. 脑脊液

2. 腹部 CT 检查前禁食

A. 1~3h   B. 2~3h   C. 4~8h   D. 10h   E. 24h

3. 诊断脑出血的首选方法是

A. 头颅 MRI   B. X 线检查   C. 颅脑 CT 扫描

D. 超声检查   E. 以上都不是

4. 脑梗死后多长时间梗死区出现低密度灶

A. 0.5h   B. 4.5h   C. 6h   D. 6~12h   E. 24~48h

5. 最常见的肺炎是

A. 病毒性肺炎   B. 细菌性肺炎   C. 肺真菌病

D. 支原体肺炎   E. 放射性肺炎

【考核标准】（表18-1）

表 18-1 CT 阅片考核标准

项目/分	具体内容和评分细则	满分	得分	备注
操作前准备(10)	仪表端庄,认真	5		
	用物备齐,放置有序	5		
操作过程(80)	判断 CT 图片正、反面,正确摆放 CT 片	10		
	读出病人姓名、性别、年龄、拍片时间、层厚	10		
	主动了解病人临床资料	10		
	正确判断器官	20		
	指出病变位置	10		
	结果判断	20		
整体评估(10)	检查认真,有责任感	3		
	检查熟练,能作出初步判断	4		
	顺序正确	3		
共计		100		

（罗　丹）

实训十九

健康评估记录书写

学习目标

1. 掌握:健康评估记录的正确书写。
2. 熟悉:健康评估记录单的内容。
3. 了解:健康评估记录的临床意义。
4. 学会对被评估者进行健康评估,并判断是否存在异常体征,正确记录。
5. 具有准确地判断评估结果的能力,在评估中养成认真、细致的工作作风,培养爱伤意识。

> 导入情景

病人,男,36 岁。反复上腹部疼痛 5 年,进食后加重。3h 前饮酒后,呕吐鲜血,约 50mL,紧急入院。请思考:

1. 如何对该病人进行健康评估?
2. 健康评估结果记录要注意什么?

【思维导图】(图19-1)

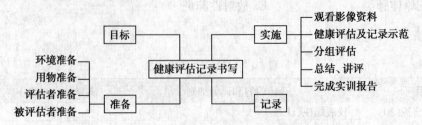

图 19-1　健康评估记录书写思维导图

【实训准备】

1. 环境准备
(1) 根据病人实际情况,选择适宜的地点进行评估记录。
(2) 光线充足,室温适宜。
(3) 注意保护病人隐私。
2. 用物准备
(1) 健康评估记录单(空白表)、笔。
(2) 健康评估记录单书写的多媒体影像资料。
3. 评估者准备
(1) 确认被评估者信息,取得被评估者同意。
(2) 衣帽整齐,举止端庄,态度和蔼,洗手并消毒双手。
4. 被评估者准备
(1) 评估前安静休息 3~5min。
(2) 取舒适体位。

【实训内容】

健康评估记录单的书写。

【实训流程】

任务一　观看健康评估记录单书写的多媒体教学影像资料。
任务二　教师进行病例分析,示教健康评估过程,完成健康评估记录单书写。
任务三　每6个学生一组,被评估者一名,准备好相关表格。
任务四　每组学生以小组为单位,共同评估,记录病史和身体评估结果,然后分析、讨论病例,要求每人书写完整的护理病历一份。
任务五　教师进行总结、讲评,指出学生书写中存在的问题。
任务六　学生完成实训报告书写。

【实训注意事项】

1. 记录时字迹清晰、表达准确、语句通顺、标点正确。

2. 使用中文和医学术语。

3. 各种病历表格除特殊规定外,一律使用蓝黑色笔书写,体温表中曲线用相应颜色签字笔标识和连线。

4. 记录内容客观、真实、准确、及时、完整。

5. 关心、爱护、体贴病人。

【强化练习】

1. 健康评估记录单应在病人入院后多长时间内完成

A. 4h 内   B. 6h 内   C. 12h 内   D. 24h 内   E. 48h 内

2. 健康评估记录单的书写有哪些要求?

（赵　琼）

附　健康评估记录单

姓名　　　　　科别　　　　　病室　　　　　床号　　　　　住院号

任务一　健康史

一、一般资料

姓名_____性别_____年龄_____民族_____籍贯_____婚姻_____

职业_____文化程度_____工作单位_____

现住址_____电话_____联系人_____住址_____联系电话_____

入院日期和时间_____入院医疗诊断_____记录日期_____

入院方式:□步行　□平车　□轮椅　□担架　□其他_____

叙述人:□病人本人　□家属　□其他_____　评估日期_____可靠程度_____

医疗费用支付方式:□公费　□自费　□大病统筹　□保险

二、主诉

三、现病史

四、既往史

既往健康状况:□良好　□一般　□较差

曾患疾病或传染病:□无　□有_____

外伤史:□无　□有_____

手术史:□无　□有_____

过敏史:□无　□有(□药物_____□食物_____□其他_____)

五、用药史:□无　□有(药物名称+剂量用法:_____)

六、成长发展史

生长发育史:生长发育　□正常　□不正常_____

月经史:_____

婚姻史:_____

生育史:_____

个人史:_____

七、家族健康史

任务二　系统回顾

一、身体、心理、社会模式

(一) 一般状态

生命体征:体温_____℃　脉搏_____次/min　呼吸_____次/min

血压_____mmHg　身高_____cm　体重_____kg

意识:□清醒　□嗜睡　□模糊　□谵妄　□昏睡　□浅昏迷　□深昏迷

面容:□急性病容　□慢性病容　□其他_____

表情:□平静　□痛苦　□忧郁　□其他_____

发育:□正常　□不良　□超常

营养:□良好　□中等　□不良　□恶病质

体位:□主动体位　□被动体位　□强迫体位_____

步态:□正常　□异常_____

（二）皮肤黏膜

色泽:□正常　□苍白　□潮红　□黄染　□发绀　□其他_____

湿度:□正常　□干燥　□潮湿　□多汗　□其他_____

弹性:□正常　□减退

完整性:□完整　□皮疹　□皮下出血（描述:_____）　□破溃（描述:_____）

　　　　压疮:□无　□有(□Ⅰ度　□Ⅱ度　□Ⅲ度　描述:_____)

水肿:□无　□有（描述:_____）

肝掌:□无　□有（描述:_____）　蜘蛛痣:□无　□有（描述:_____）

瘙痒:□无　□有（描述:_____）

（三）淋巴结:□正常　□肿大（描述:_____）

（四）头部

眼睑:□正常　□水肿　□其他（描述:_____）

结膜:□正常　□出血　□水肿　□其他（描述:_____）

巩膜:□正常　□黄染　□其他（描述:_____）

瞳孔:□等大　□等圆　□不等大（左_____mm,右_____mm）

　　　对光反射:□灵敏　□迟钝　□消失

口腔黏膜:□正常　□充血　□溃疡　□其他（描述:_____）

其他_____

（五）颈部

颈静脉:□正常　□充盈　□怒张

气管:□居中　□偏移（描述:_____）

（六）胸部

呼吸频率:_____次/min

呼吸节律:□规则　□潮式呼吸　□间断呼吸　□其他（描述:_____）

呼吸音:□正常　□异常（描述:_____）

啰音:□无　□干啰音　□湿啰音　□其他（描述:_____）

心率:_____次/min

心律:□规则　□心律不齐（性质:_____）

心脏杂音:□无　□有（描述:_____）

（七）腹部

外形:□正常　□凹陷　□膨隆（腹围_____cm）

胃肠型:□无　□有（描述:_____）

腹肌紧张:□无　□有（描述:_____）

压痛:□无　□有（描述:_____）

反跳痛:□无　□有（描述:_____）

肝大:□无　□有（描述:_____）

移动性浊音:□阴性　□阳性

肠鸣音:_____次/min（描述:_____）

（八）脊柱四肢

脊柱弯曲度:□正常　□变形（描述:_____）脊柱活动:□正常　□受限

四肢形态:□正常　□畸形（描述:_____）四肢运动:□正常　□受限

（九）神经反射

腹壁反射:□阴性　□阳性（描述:_____）

巴宾斯基征:□阴性　□阳性(描述:_____)
颈项强直:□无　□有(描述:_____)

二、功能性健康型态模式

(一)健康感知/健康管理

自觉健康状况:□良好　□一般　□较差

家族史:□高血压病　□冠心病　□糖尿病　□脑卒中　□肿瘤　□精神病_____
　　　　□遗传病_____　□其他_____

吸烟:□无　□有(_____年,_____支/d;戒烟:□未　□已_____年)

饮酒/酗酒:□无　□有(_____年,_____mL/d;戒酒:□未　□已_____年)

其他:□无　□有_____

(二)营养/代谢

饮食种类:□普食_____餐/d　□软质_____餐/d　□半流质_____餐/d
　　　　　□流质_____餐/d　□禁食时间_____　□忌食_____
　　　　　□治疗饮食_____　□鼻饲_____

食欲:□正常　□增加　□亢进　□减退　□厌食

近6个月体重变化:□无　□有(增加_____kg,减少_____kg)

咀嚼困难:□无　□有(原因:_____,持续_____)

吞咽困难:□无　□有(原因:_____,持续_____)

(三)排泄

排便:次数_____次/d　性状_____□正常　□便秘　□腹泻_____次/d
　　便失禁　□无　□有_____次/d

造瘘:□无　□有(类型:_____,自理:□能　□否)

应用缓泻剂:□无　□有(药物名称:_____,剂量用法:_____)

排尿:_____次/d　颜色_____　性状_____　量_____mL/d　□尿潴留
□尿失禁　□排尿时间延长　□尿急　□尿频　□尿痛　□夜尿增多(_____次/夜)
□留置导尿　其他_____

(四)活动/运动

生活自理:□全部　□部分(□进食　□沐浴/卫生　□穿衣/修饰　□如厕)　□不能

活动能力:□行走　□上下床　□坐椅子　□卧床(□自主翻身　□协助翻身)

活动耐力:□正常　□容易疲劳(描述_____)

呼吸困难:□无　□有(描述_____)

咳嗽:□无　□有(描述_____)

咳痰:□无　□有(描述_____)

呼吸方式:□自主呼吸　□机械呼吸　□气管插管　□气管切开

吸氧:□无　□有(描述:_____)

疾病限制:□医嘱卧床　□持续静滴　□石膏　□牵引　□瘫痪_____

辅助工具:□无　□有(□手杖　□拐杖　□轮椅　□假肢　□其他_____)
其他_____

(五)睡眠/休息

睡眠习惯:_____h/d　□正常　□入睡困难　□多梦　□易醒　□早醒　□失眠

睡眠/休息后精力充沛:□是　□否

午睡:□无　□有

辅助睡眠:□无　□有(□药物_____　□准备睡眠环境_____　□催眠术)

(六)认知/感知

疼痛:□无　□有(□急性_____h/d,□慢性_____月/年,□发作性_____)

视力:□正常　□近视　□远视　□失明(□左　□右)　□白内障　□青光眼

听力:□正常　□减退(□左　□右)　□耳鸣　□耳聋(□左　□右)　□辅助设备_____
其他_____

味觉:□正常　□减退　□缺失　□味觉改变

嗅觉:□正常　□减退　□缺失　□其他

语言表达:□清楚　□含糊　□语言困难　□失语　□其他_____

定向力:□准确　□障碍(□自我　□时间　□地点　□人物)

眩晕:□无　□有(原因:_____)

(七)自我感知/自我概念

对自我的看法:□肯定　□否定　□紊乱

描述:_____

情绪状态:□镇静　□乐观　□焦虑　□恐惧　□悲哀　□沮丧　□烦躁　□绝望

描述:_____

对疾病的认识:□能接受　□不接受

描述:_____

家属对疾病的认识:□知道　□一知半解　□不知道

(八)角色/关系

就业状态:　□固定职业　□失业　□丧失劳动力(□短期　□长期)

紧张程度:_____

家庭情况:结构_____,关系(□和睦　□欠佳　□紊乱)

社会交往:□正常　□较少　□回避

夫妻关系:□和睦　□欠佳　□分居　□离异　□丧偶

经济情况:□充足　□勉强够用　□不够用

角色适应:□良好　□不良(□角色冲突　□角色缺如　□角色强化　□角色消退)

(九)性/生殖

月经:□正常　□紊乱经量(□正常　□多　□少)周期_____d

孕次:_____产次:_____

性生活:□正常　□障碍_____

其他_____

(十)应对/应激耐受

对疾病和住院的反应:□适应　□否认　□依赖

近期重要生活事件:□无　□有(描述:_____)

适应能力:□能独立解决问题　□需要寻求帮助　□依赖他人解决

描述:_____

照顾者:□胜任　□勉强胜任　□不胜任

家庭应对:□忽视　□能满足　□过于关心

(十一)价值/信念

宗教信仰:□无　□有_____

任务三　其他评估

实验检查结果:_____

辅助检查结果:_____

签名:

日期:

(赵　琼)

参 考 答 案

实训一　1. A　2. C　3. D　4. E　5. D

实训二　1. E　2. C　3. E　4. D　5. B

实训三　1. B　2. B　3. B　4. A　5. D

实训四　1. C　2. B　3. D　4. E

实训五　1. A　2. C　3. D　4. E　5. B

实训六　1. B　2. C　3. B　4. D　5. D

实训七　1. D　2. C　3. B　4. E　5. B

实训八　1. E　2. D　3. B　4. A　5. E

实训九　1. E　2. C　3. D　4. E　5. D

实训十　1. D　2. C　3. B　4. E　5. A

实训十一　1. A　2. E　3. C　4. A　5. C

实训十二　1. A　2. B　3. A　4. D　5. A

实训十三　1. E　2. D　3. C　4. C　5. D

实训十四　1. C　2. E　3. C　4. B　5. E

实训十五　1. B　2. C　3. B　4. D　5. E

实训十六　1. D

2. 急性前间壁心肌梗死。V_1、V_2、V_3 导联的 ST 弓背向上抬高 $0.2 \sim 0.4\text{mV}$。

3. 室性早搏。

4. P 波规律发生，P-P 间距互差 $<0.12\text{s}$，I、II、aVF、$V_4 \sim V_6$ 导联的 P 波直立，aVR 的 P

波倒置。

实训十七　1. A　2. B　3. D　4. A　5. C

实训十八　1. A　2. C　3. C　4. E　5. B

实训十九　1. D

2. 健康评估记录单的书写要求　①记录时字迹清晰、表达准确、语句通顺、标点正确。②使用中文和医学术语。③各种病历表格除特殊规定外,一律使用蓝黑色笔书写,体温表中曲线用相应颜色签字笔标识和连线。

（牛继平　刘瑾春　李丽丽　刘　慧　何昱铮

张瑞霞　杨世珍　罗　丹　赵　琼）

参 考 文 献

[1] 孙玉梅,张利力. 健康评估[M]. 4 版. 北京:人民卫生出版社,2017.

[2] 刘成玉. 健康评估[M]. 4 版. 北京:人民卫生出版社,2018.

[3] 张淑爱. 健康评估[M]. 郑州:河南科学技术出版社,2018.

[4] 牛继平. 健康评估实训指导[M]. 西安:西安交通大学出版社,2014.

[5] 李小寒,尚少梅. 基础护理学[M]. 6 版. 北京:人民卫生出版社,2017.

[6] 万学红,卢雪峰. 诊断学[M]. 9 版. 北京:人民卫生出版社,2018.

[7] 魏武,许有华. 诊断学[M]. 7 版. 北京:人民卫生出版社,2018.

[8] 张美琴,邢爱红. 护理综合实训[M]. 2 版. 北京:人民卫生出版社,2018.

[9] 张淑爱. 健康评估[M]. 北京:人民卫生出版社,2013.

[10] 陈灏珠,钟南山,陆再英. 内科学[M]. 9 版. 北京:人民卫生出版社,2018.

[11] 陈灏珠,林果为. 实用内科学[M]. 13 版. 北京:人民卫生出版社,2009.

[12] 肖波. 神经病学[M]. 4 版. 北京:人民卫生出版社,2019.

[13] 孙元杰,邹惠静,赵明,等. 医学影像学[M]. 长春:吉林大学出版社,2015.

[14] 薛宏伟,王喜梅. 临床医学概要[M]. 2 版. 北京:人民卫生出版社,2019.

[15] 张化一,田本祥. 医学影像诊断学[M]. 西安:西安交通大学出版社,2016.

[16] 王辰,高占成. 内科学呼吸与危重症医学分册[M]. 北京:人民卫生出版社,2016.

[17] 徐克,龚启勇,韩萍. 医学影像学[M]. 8 版. 北京:人民卫生出版社,2019.

健康评估实训报告

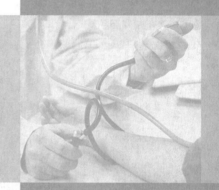

实训报告一

健康史评估

_____一_____学年　第____学期　_____年___月___日

第___周　星期___　第___节　带教老师_____

【实训目的】

【实训用物】

【实训步骤】

【实训结果与分析】

病人,女性,68岁,发现糖尿病10余年,近2年来,自觉记忆力有所下降,经常忘记要做的事情,听力无明显变化。本次因血糖控制不佳,脚下有踩棉花感而入院。根据病例情况,完成一份完整的健康史采集内容。

【思考与练习】

1. 健康史评估的内容包括哪些?

2. 现病史包括哪些内容?

3. 简述健康史采集的注意事项。

（刘　慧）

实训报告二

一般状态评估

　　_____一_____学年　第____学期　____年____月____日
　　第____周　星期____　第____节　带教老师_____

【实训目的】

【实训用物】

【实训步骤】

【实训结果与分析】

1. 性别_____
2. 年龄_____
3. 生命体征
   T_____ P_____ R_____ BP_____
4. 发育_____   身高_____   体型_____
5. 营养状态_____ 体重_____ BMI_____
6. 意识状态_____
7. 面容_____
   表情_____
8. 体位_____
9. 步态_____

【思考与练习】

1. 简述成人血压标准及高血压分类。

2. 简述成人体型分类及特点。

3. 简述醉酒步态和慌张步态的特点及临床意义。

（刘　慧）

实训报告三

皮肤和淋巴结评估

_____一_____学年　第____学期　_____年____月____日

第____周　星期____　第____节　带教老师_____

【实训目的】

【实训用物】

【实训步骤】

【实训结果与分析】

1. 皮肤评估

颜色_____

皮疹_____

皮下出血_____

蜘蛛痣与肝掌_____

湿度_____

水肿_____

皮下结节_____

2. 浅表淋巴结

耳前_____耳后_____枕部_____颌下_____颏下_____

颈前三角_____颈后三角_____锁骨上窝_____腋窝_____

滑车上_____腹股沟_____腘窝_____

【思考与练习】

1. 蜘蛛痣主要出现于哪些部位?

2. 何为肝掌?

3. 简述局部淋巴结肿大的临床意义。

(牛继平)

实训报告四

头部和颈部评估

_____—_____学年　第___学期　_____年___月___日
第___周　星期___　第___节　带教老师_____

【实训目的】

【实训用物】

【实训步骤】

【实训结果与分析】

1. 头颅　头发_____　头皮_____　头围_____
2. 眼　眉毛_____　眼睑_____　结膜_____　巩膜_____　瞳孔_____
眼球运动_____
3. 鼻窦_____
4. 扁桃体_____
5. 颈部外形_____　活动_____　血管_____
甲状腺_____
气管_____

【思考与练习】

1. 瞳孔缩小见于什么疾病?

2. 简述扁桃体肿大的分度。

3. 简述甲状腺肿大的分度。

4. 气管偏向健康一侧见于什么疾病?

（赵　琼）

实训报告五

胸壁和胸廓评估

＿＿＿＿—＿＿＿＿学年　第＿＿学期　＿＿＿＿年＿＿月＿＿日
第＿＿周　星期＿＿　第＿＿节　带教老师＿＿＿＿＿＿＿

【实训目的】

【实训用物】

【实训步骤】

【实训结果与分析】

1. 胸壁
胸壁静脉_____
皮下气肿_____
胸壁压痛_____
肋间隙_____
2. 胸廓
前后径与左右径之比_____
外形呈_____
3. 乳房
对称性_____
乳房皮肤_____
水肿_____
包块_____
腋窝、锁骨上窝淋巴结_____

【思考与练习】

1. 佝偻病胸有哪些形态改变？

2. 如果乳房触诊过程中发现包块，应该注意其哪些特征？

3. 桶状胸可出现于哪些情况下？

（张瑞霞）

实训报告六

肺 脏 评 估

_____一_____学年　第____学期　_____年___月___日

第____周　星期____　第___节　带教老师_____

【实训目的】

【实训用物】

【实训步骤】

【实训结果与分析】

1. 视诊
呼吸运动_____
呼吸频率_____
呼吸深度_____
呼吸节律_____
2. 触诊
胸廓扩张度_____
语音震颤_____
胸膜摩擦感_____
3. 叩诊
肺脏叩诊音_____
肺上界_____
肺前界_____
肺下界位于锁骨中线第_____肋间隙、腋中线第_____肋间隙、肩胛线第_____肋间隙
肺下界的移动范围_____
4. 听诊
呼吸音_____
干啰音_____
湿啰音_____
语音共振_____
胸膜摩擦音_____

【思考与练习】

1. 胸膜摩擦感有什么临床意义？

2. 语音震颤异常有什么临床意义？

3. 支气管肺泡呼吸音正常听诊区域在哪？

（张瑞霞）

实训报告七

心脏和血管评估

_____一_____学年　第___学期　_____年___月___日

第___周　星期___　第___节　　带教老师_____

【实训目的】

【实训用物】

【实训步骤】

【实训结果与分析】

1. 视诊

心前区外形_____

心尖搏动位置_____

心尖搏动范围_____

心前区异常搏动_____

2. 触诊

心尖搏动_____

抬举性心尖搏动_____

震颤_____

心包摩擦感_____

3. 叩诊

心脏相对浊音界

右界/cm	肋间	左界/cm
	Ⅱ	
	Ⅲ	
	Ⅳ	
	Ⅴ	

注:左锁骨中线距前正中线_____。

4. 听诊

心脏瓣膜听诊区:二尖瓣区_____

肺动脉瓣区_____

主动脉瓣区_____

主动脉瓣第二听诊区_____

三尖瓣区_____

心率_____

心律_____

心音:第一心音_____

第二心音_____

第三心音_____

第四心音_____

额外心音_____

杂音_____

心包摩擦音_____

5. 血管杂音及周围血管征

血管杂音_____

周围血管征_____

【思考与练习】

1. 心脏因素对心尖搏动位置有哪些影响?

2. 如果在胸骨左缘第 2 肋间触诊到震颤,有何临床意义?

3. 在心脏评估的过程中,如果听诊到心脏杂音,应该注意分辨其哪些方面的特点?

(张瑞霞)

实训报告八

腹 部 评 估

_____—_____学年 第____学期 _____年____月____日
第____周 星期____ 第____节 带教老师_____

【实训目的】

【实训用物】

【实训步骤】

【实训结果与分析】

1. 视诊
腹部外形_____
呼吸运动_____
腹壁静脉_____
胃肠型及蠕动波_____
腹壁其他情况_____

2. 触诊
腹壁紧张度_____
压痛及反跳痛_____
肝脏:右肋缘下_____cm,剑突下_____cm;质地_____;表面状态及边
缘_____;压痛_____;搏动_____;肝区摩擦感_____
胆囊_____;Murphy 征_____

脾脏_____

肾脏_____;压痛_____

膀胱_____

腹部肿块_____

液波震颤_____

3. 叩诊

腹部叩诊音_____

肝脏:肝上界(右锁骨中线)_____;肝下界_____;肝上下径_____ cm

　　　肝脏叩击痛_____

胆囊叩击痛_____

脾脏:浊音区在左腋中线_____;长度_____ cm

胃泡鼓音区_____

肾区叩击痛_____

膀胱叩诊_____

移动性浊音_____

4. 听诊

肠鸣音_____次/min

振水音_____

血管杂音:动脉性杂音_____;静脉性杂音_____

【思考与练习】

1. 简述全腹膨隆的临床意义。

2. 简述卵巢囊肿与腹水叩诊的区别。

3. 简述肝脏的触诊内容。

(李丽丽)

实训报告九

脊柱与四肢评估

_____一_____学年　第____学期　_____年____月____日

第____周　星期____　第____节　带教老师_____

【实训目的】

【实训用物】

【实训步骤】

【实训结果与分析】

1. 脊柱评估
弯曲度_____
活动度_____
压痛_____
叩击痛_____
直腿抬高试验_____

2. 上肢评估
长度_____
肩关节:外形_____
　　　　运动_____
　　　　压痛_____
肘关节:外形_____
　　　　运动_____
　　　　压痛_____
腕关节和手:外形_____
　　　　　　运动_____

3. 下肢评估
长度_____
髋关节:视诊有无异常_____
　　　　触诊有无压痛_____
　　　　活动度_____
　　　　叩诊有无疼痛_____
　　　　听诊有无异常_____
膝关节:外形_____
　　　　压痛_____
　　　　包块_____
　　　　摩擦感_____
　　　　活动度_____
踝关节与足:外形_____
　　　　　　压痛点_____
　　　　　　活动度_____
　　　　　　足背动脉搏动_____

【思考与练习】

1. 正常人直立时,脊柱从侧面观察有四个生理弯曲,分别是什么?

2. 直腿抬高试验阳性有何临床意义?

3. 膝内翻有何临床意义?

(张瑞霞)

实训报告十

神经系统评估

_____—_____学年 第____学期 _____年____月____日
第____周 星期____ 第____节 带教老师_____

【实训目的】

【实训用物】

【实训步骤】

【实训结果与分析】

1. 脑神经

嗅神经_____

视神经_____

动眼、滑车、展神经_____

三叉神经_____

面神经_____

位听神经_____

舌咽、迷走神经_____

副神经_____

舌下神经_____

2. 运动功能

肌力_____

肌张力_____

不自主运动_____

共济运动:指鼻试验_____

　　　　　跟-膝-胫试验_____

　　　　　轮替试验_____

　　　　　闭目难立征_____

3. 感觉功能

浅感觉:痛觉_____

　　　　触觉_____

　　　　温度觉_____

深感觉:运动觉_____
　　　　位置觉_____
　　　　震动觉_____
复合感觉:皮肤定位觉_____
　　　　两点辨别觉_____
　　　　实体觉_____
　　　　体表图形觉_____

4. 神经反射

浅反射:角膜反射_____
　　　腹壁反射_____
　　　提睾反射_____
　　　跖反射_____
　　　肛门反射_____
深反射:肱二头肌反射_____
　　　肱三头肌反射_____
　　　桡骨骨膜反射_____
　　　膝腱反射_____
　　　跟腱反射_____

阵挛:踝阵挛_____
　　髌阵挛_____
病理反射:巴宾斯基(Babinski)征_____
　　　　奥本海姆(Oppenheim)征____
　　　　戈登(Gordon)征_____
　　　　查多克(Chaddock)征_____
　　　　霍夫曼(Hoffmann)征_____
脑膜刺激征:颈强直_____
　　　　克尼格(Kernig)征_____
　　　　布鲁津斯基(Brudzinski)
　　　　征_____

5. 自主神经

眼心反射_____
卧立位试验_____
颈动脉窦反射_____
竖毛反射_____
皮肤划痕试验_____

【思考与练习】

1. 共济运动常用的评估方法有哪些?

2. 深反射包括哪些?

3. 脑膜刺激征有哪些评估方法? 有何临床意义?

(牛继平)

实训报告十一

尿 液 检 查

_____一_____学年 第____学期 _____年___月___日

第___周 星期___ 第___节 带教老师_____

【实训目的】

【实训用物】

【实训步骤】

【实训结果与分析】

尿八项检测报告单

检测编号	
检测日期： 年 月 日	
检测项目	检测结果
潜血	
亚硝酸盐	
pH	
尿胆原	
胆红素	
蛋白质	
葡萄糖	
酮体	

【思考与练习】

1. 尿液常规检查包括哪几项?

2. 尿八联目测试剂带可快速测定尿液的哪些项目?

3. 成年女性留取尿液标本时应注意什么?

(牛继平)

实训报告十二

末梢血糖监测

_____一_____学年　第____学期　_____年____月____日

第____周　星期____　第____节　　带教老师_____

【实训目的】

【实训用物】

【实训步骤】

【实训结果与分析】

1. 空腹血糖_____
2. 餐后血糖_____

【思考与练习】

1. 简述空腹血糖参考值范围。

2. 简述血糖增高和血糖降低的临床意义。

（牛继平）

实训报告十三

口服葡萄糖耐量试验

_____—_____学年　第____学期　_____年___月___日

第___周　星期___　第___节　带教老师_____

【实训目的】

【实训用物】

【实训步骤】

【实训结果与分析】

1. 空腹口服葡萄糖前血糖_____尿糖定性_____
2. 口服葡萄糖后 30min 血糖_____尿糖定性_____
3. 口服葡萄糖后 1h 血糖_____尿糖定性_____
4. 口服葡萄糖后 2h 血糖_____尿糖定性_____
5. 口服葡萄糖后 3h 血糖_____尿糖定性_____

【思考与练习】

1. 口服葡萄糖耐量试验参考值有哪些?

2. 口服葡萄糖耐量试验主要用于诊断哪些疾病?

3. 男性,58 岁。口渴、多饮 2 个月。空腹血糖测定 16.5mmol/L,尿糖(+++)。请问:该检查结果说明什么问题? 是否需要再选做葡萄糖耐量试验? 为什么?

（牛继平）

实训报告十四

心电图描记

　　　　___—___学年　第___学期　　___年___月___日
　　　　第___周　星期___　第___节　带教老师_____

【实训目的】

【实训用物】

【实训步骤】

【实训结果与分析】

1. 姓名_____性别_____年龄_____日期_____

2. 定标电压_____ mm/mV,走纸速度_____ mm/s

3. 心率　心房率_____次/min

　　　　心室率_____次/min

4. 心电轴(□不偏,□左偏,□右偏)

5. P 波　时间_____ s

　　　　电压_____ mV

　　　　方向 I 导联_____,II 导联_____

　　　　　　aVR 导联_____,aVF 导联_____

　　　　　　V_1 导联_____

6. P-R 间期_____ s

7. QRS 波群　时间_____ s

　　　　电压:R_I_____ mV,R_{II}_____ mV

　　　　R_{aVR}_____ mV,R_{aVL}_____ mV

　　　　R_{aVF}_____ mV,R_{V_1}_____ mV,R_{V_5}_____ mV

　　　　波形:aVR 呈_____,V_1 呈_____,V_5 呈_____

8. S-T 段(各导联抬高、压低数值):

9. T 波(各导联低平、倒置情况):

10. Q-T 间期_____ s

11. 心电图诊断结果:

报告者:姓名　　　　　　班级　　　　　　　　学号

【思考与练习】

1. 何谓心电图?

2. 心电图的临床应用主要有哪些?

3. 胸导联电极分别位于胸壁哪些部位?

(牛继平)

实训报告十五

正常心电图分析

_____一_____学年　第___学期　_____年___月___日
第___周　星期___　第___节　带教老师_____

【实训目的】

【实训用物】

【实训步骤】

【实训结果与分析】

1. 姓名_____性别_____年龄_____日期_____
2. 定标电压_____mm/mV,走纸速度_____mm/s
3. 心率　心房率_____次/min
　　　　心室率_____次/min
4. 心电轴(□不偏,□左偏,□右偏)
5. P 波　时间_____s
　　　　电压_____mV
　　　　方向Ⅰ导联_____,Ⅱ导联_____
　　　　aVR 导联_____,aVF 导联_____
　　　　V₁ 导联_____
6. P-R 间期_____s
7. QRS 波群　时间_____s
　　　　电压:R_I _____mV,R_{II} _____mV
　　　　R_{aVR} _____mV,R_{aVL} _____mV,R_{aVF} _____mV
　　　　R_{V_1} _____mV,R_{V_5} _____mV
　　　　波形:aVR 呈_____,V₁ 呈_____,V₅ 呈_____
8. S-T 段(各导联抬高、压低数值):
9. T 波(各导联低平、倒置情况):
10. Q-T 间期_____s
11. 心电图诊断结果:

报告者:姓名　　　　　　　班级　　　　　　　学号

【思考与练习】

1. 心电图常规 12 导联包括哪些?

2. 正常心电图一个完整的心动周期包括哪些波段?

3. 简述窦性心律的特征。

(李丽丽)

实训报告十六

异常心电图分析

_____一_____学年　第___学期　_____年___月___日

第___周　星期___　第___节　带教老师_____

【实训目的】

【实训用物】

【实训步骤】

【实训结果与分析】

1. 姓名_____性别_____年龄_____日期_____

2. 定标电压_____ mm/mV,走纸速度_____ mm/s

3. 心率　心房率_____次/min

　　　　心室率_____次/min

4. 心电轴(□不偏,□左偏,□右偏)

5. P波　时间_____ s

　　　　电压_____ mV

　　　　方向Ⅰ导联_____,Ⅱ导联_____

　　　　　aVR导联_____,aVF导联_____

　　　　　V₁导联_____

6. P-R间期_____ s

7. QRS波群　时间_____ s

　　　　电压:R_I_____ mV,R_{II}_____ mV

　　　　　R_{aVR}_____ mV,R_{aVL}_____ mV,R_{aVF}_____ mV

　　　　　R_{V_1}_____ mV,R_{V_5}_____ mV

　　　　波形:aVR呈_____,V₁呈_____,V₅呈_____

8. S-T段(各导联抬高、压低数值):

9. T波(各导联低平、倒置情况):

10. Q-T间期_____ s

11. 心电图诊断结果:

报告者:姓名　　　　　　　　班级　　　　　　　　学号

【思考与练习】

1. 心电图的分析顺序是什么?

2. 简述常见过早搏动的分类和心电图特点。

3. 简述急性心肌梗死心电图的演变过程。

(刘瑾春)

实训报告十七

X 线检查

_____—_____学年　第___学期　_____年___月___日

第___周　星期___　第___节　带教老师_____

【实训目的】

【实训用物】

【实训步骤】

【实训结果与分析】

1. 肺部疾病的 X 线表现
大叶性肺炎_____
肺结核_____
肺气肿_____
2. 消化系统的 X 线表现
肠梗阻_____
消化道穿孔_____
3. 骨骼系统的 X 线表现
骨折_____

【思考与练习】

1. X 线普通检查前应做什么准备?

2. 请简述大叶性肺炎的 X 线表现。

3. 请简述肠梗阻的 X 线表现。

（杨世珍）

实训报告十八

CT 检查

_____一_____学年　第____学期　_____年____月____日

第____周　星期____　第____节　带教老师_____

【实训目的】

【实训用物】

【实训步骤】

【实训结果与分析】

1. 中枢神经系统疾病

脑出血_____

脑梗死_____

2. 肺部疾病

大叶性肺炎_____

小叶性肺炎_____

间质性肺炎_____

肺结核_____

3. 腹部疾病

原发性肝癌_____

【思考与练习】

1. CT 平扫检查前应做什么准备?

2. 中枢神经系统疾病脑出血与脑梗死在 CT 上如何鉴别?

3. CT 阅片的步骤和方法是什么?

（罗　丹）

实训报告十九

健康评估记录书写

_____一_____学年　第___学期　_____年___月___日
第___周　星期___　第___节　带教老师_____

【实训目的】

【实训用物】

【实训步骤】

【实训结果与分析】

请完成一份健康评估记录单的书写(见实训十九"附 健康评估记录单")。

(赵 琼)